よくわかる漢方医学と養生

孫 中堂
鄧 婷 著

原田次郎 訳

駱 鴻 監訳

グローバル科学文化出版

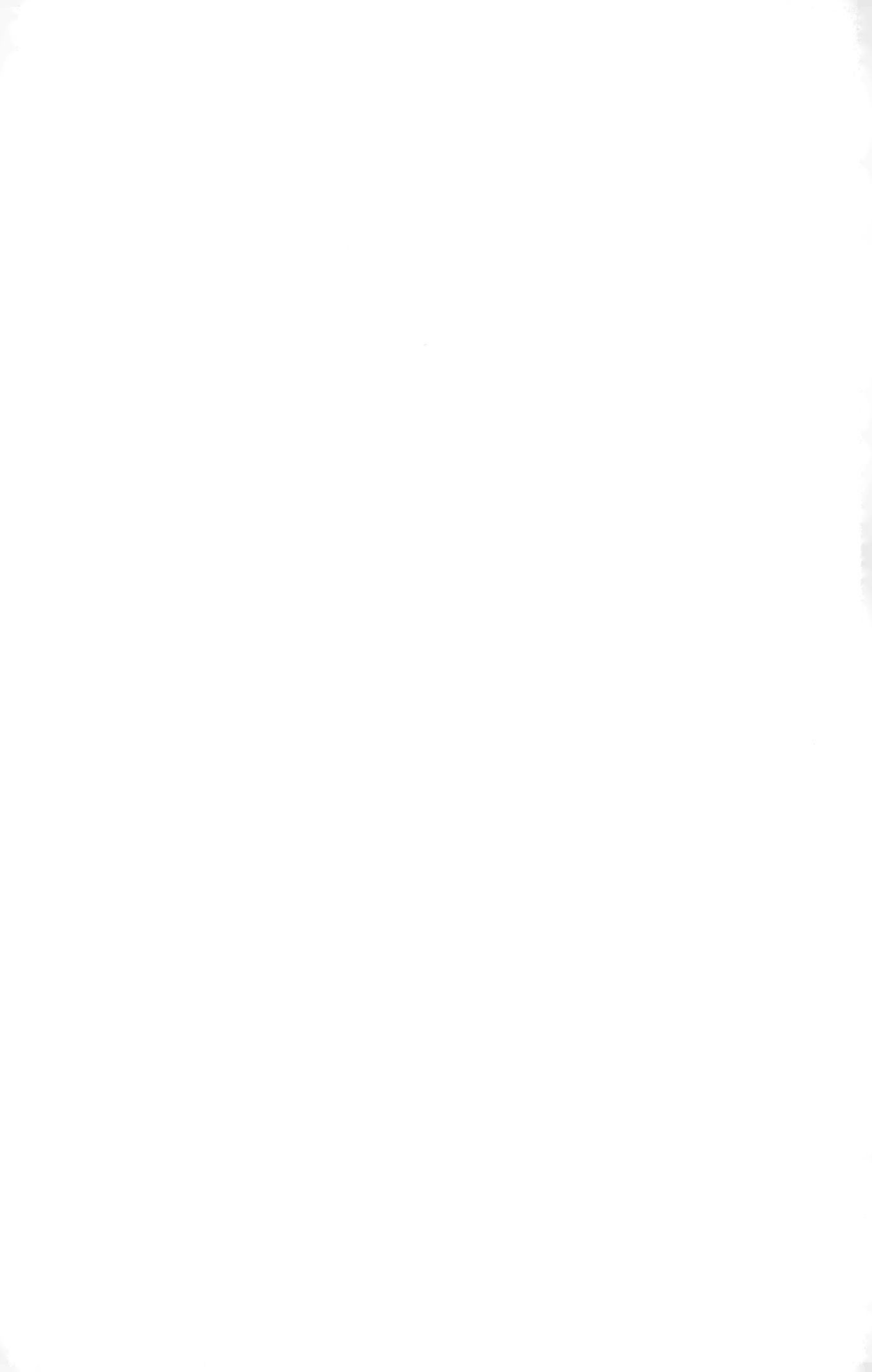

目次

まえがき

陳　洪
徐　興無

私たちは文化の中で生活していて、「文化」とゆう言葉をよく口にする。だが、いざ文化とは何かを説明してもらうと、曖昧な言い方になってしまうかもしれない。これは我々のせいではない。学界にも百六十余りの文化に関する定義があるという。定義が多いからと言って、人々の思想が混乱しているというわけではない。それは「文化」の内包が多く、一言では語り切れないのだ。イギリスの文化人類学者エドワード・タイラー（一八三二～一九一七）は一八七一年に大著『原始文化』を発表し、文化の概念を初めて明らかにした。「文化、あるいは文明とはすなわち広汎な民族学上の意義から言えば、あらゆる知識、信仰、芸術、法律を含み、かつ社会成員として求められる才能や習慣の集合体である」[1]。実は、「文化」とは、いわゆる「自然」に対して言うもので、中国古代の観念では、自然

1　（英）エドワード・タイラー『原始文化』、連樹声訳、広西師範大学出版社、２００５年、１頁。

は「天」に属し、文化は「人」に属し、人類の活動が成果を伴えば、それらは全て文化に帰結できるのだ。孔子は「飲食男女、人之大欲存焉（飲食と男女間の愛は人の大きな欲望がとどまる所）」という。[1]このような自然な欲望から見ると、人類の活動および創造は生産と生殖という二種類にすぎない。そして目標はただ二つ、生存と発展だ。しかし、人間の生殖と生産は自然の意味での種の継続と食料の摂取ではなく、人間は物質的な富と精神的な富を作り出し、もう天のお陰で口過ぎするのでなく、人間は遺伝子を伝達・交換するだけでなく、文化知識、知恵、感情と信仰を継承、交流し、人種の繁殖と持続も文化の延長となった。だから、文化は人類の創造能力に根ざしている。文化は人類を自然から解放させて、自分の世界を創造し、さらに私たちの文化で自然を利用し、自然を変えるのだ。

文化は永遠に止まらない人類活動に存在するため、人間の文化は豊富・多彩で、変わり続けるのである。異なった文化には、異なった方向性、異なった特質、異なった形式がある。これらの差異があるからこそ、衰微し、さらには消えてしまう文化もあれば、更新していく文化もあるのだ。「文化」という用語は名詞というより、動詞というほうがいいとさえ言われている。[2]本世紀初めに国連教育科学文化機関（ユネスコ）が発表した『世界文化レポート』に次の文がある。すなわちグローバル化が進み、かつ情報技術の革命が進む中で「文化はもう昔のように思われていた静止、閉鎖、固定された

1 『礼記・礼運』
2 （蘭）ヴァン・ペルセン（Van Peursen, C.A.）『文化戦略』、劉利圭等訳、中国社会科学出版社、1992年、2頁。

ものではない。文化は実際、マスメディアやインターネットを通して国境を超え交流し、かつ創造することができるものとなった。我々は今、文化をすでに完成した製品ではなく、一つの過程とみなすべきである」[1]。

文化とは何かを知った後、また文化観とは何かを理解する必要がある。これはすなわち、人々が文化に対する認識および態度である。文化観は先に次の問いに答える必要がある。すなわち、我々の文化はどこから来たのか？という問いである。異なった民族、宗教、文化共同体における人々の見方はひときわ異なって見えるが、古来、人類は共通の信仰を持っていた。それは、文化は我々のような平凡な人々によって創造されたものではないということだ。

神から与えられたものと考える人がいる。例えばギリシャ神話で、神の末裔であるプロメテウスは人間を作り上げ、しかも人間に天文地理の知識、舟車の作り方、文字を教え、そして天上から火を盗んで人間に与えたという。ヘブライ文化を代表する旧約聖書では、神は一週間かけて世界を創造し、六日目には自身の姿、形そっくりに人間を創造し、食べ物を得る方法を教え、人間に世界を管理する文化的使命を与えたという。

聖人によって創造されたとする説もあり、この点で中国の古代文化は代表的だ。火は燧人氏によっ

1 国連教育科学文化機関（ユネスコ）編『世界文化報告——文化的多様性、衝突与多元共存』、関世傑等訳、北京大学出版社、2002年、9頁。

て発見され、八卦は伏羲によって描かれ、舟車は黄帝によって造られ、文字は倉頡氏によって造られた……。しかし、聖人の文化創造は、空想によってつくられたものではなく、天地万物と自身の啓示を受けたものである。中国の古い『易経』には、古代聖人の造物の方法として、「仰則觀象於天、俯則觀法於地、觀鳥獸之文與地之宜、近取諸身、遠取諸物（仰いでは象を天に観、俯しては法を地に観、鳥獣の文と地の宜を観、近くはこれを身に取り、遠くはこれを物に取る）」とある。『易経』は最初に中国の「文化」と「文明」の定義を与えた。「剛柔交錯、天文也。文明以止、人文也。觀乎天文以察時變、觀乎人文以化成天下（剛柔交錯するは天文なり。文明にして止まるは人文なり。天文を観て、以て時変を察し、人文を観て、以て天下を化成す）」。文は文才、質感を指し、文飾と秩序だ。剛と柔の力が交わることで、宇宙はカオスから抜け出し、天文になった。天文の明るい光は人間の模倣によって利用され、そこで野蛮さから解放され、人文が生まれた。聖人は天文を観察することによって、自然の変化を予知する。人文を観察することによって、人類社会を教化する。また、『易経』には、「一陰一陽之謂道。繼之者善也、成之者性也。仁者見之謂之仁。知者見之謂之知（一陰一陽これを道と謂う。之を繼ぐ者は善也。之を成す者は性也。仁者は之を見て之を仁と謂ひ、知者は之を見て之を知と謂ふ）」とある。宇宙・自然には「道」が存在・運営されており、そこには陰陽という二つの動力が含まれ、男と女が子供を産むように、物事にいろいろな本性を与え、聖人、君子だけが「道」に啓発され、その中から知恵を得ることができる。その自覚と意識は、現代文化論でいう「文化の自覚」に相当する。

では、なぜ聖人はこのようにしたのか。それは我々平凡な人々は「文化の自覚」の心を有しておらず、身もまた「道」の中にあるか知らないためである。『易経』は「百姓日用而不知、故君子之道鮮矣(百姓は日々に用ひて而も知らず。故に君子の道鮮し)と慨嘆した。「君子の道鮮し」とは何か。「鮮」は少ないということで、文化が優れていないという意味なので、聖人が啓蒙してくれるのを待たなければならない。中国文化における文化の使命は聖賢によって担われるので、だから孟子は天が人民を産み、その中の「先知覚後知（先知をもって後知を覚らせる）」、「先覚覚後覚（先覚をして後覚を覚さしむ)」を教えたという。[1]

文化は神から与えられたものであっても、聖人が創造したものであっても、崇高で神聖なものだ。そのため、各文化共同体の人々は、自分の文化を認め、賛美し、自分の文化や価値観で自然、社会、自己を見つめ、個人の心と環境の関係を調節し、調和のとれた行動様式を養成する。

中国は今まさに文化について語ることを好む時代にある。一般の人々は茶文化、酒文化、美食文化、養生文化に注目している。これは我々が日常生活の中で価値や意義を探っているということを意味している。社会や国家は政治文化、道徳文化、風俗文化、伝統文化、文化継承や創造に注目し、優秀な伝統文化を発揚することを提唱している。これは、我々が国家と民族のために精神力と発展の方向を求めるということを示している。神や聖人が天下を統治し、かつ教化する時代は既に歴史となった。私たち平凡な庶民だけが「文化の自覚」を持ち、私たち一人ひとりが文化の継承者であり、創造者で

1 『孟子・万章』

あることを認識してこそ、社会と国家全体が「文化の自信」を持つことができる。

しかし、私たちは「百姓日用而不知（百姓は日々に用ひて而も知らず）」「文化蒙昧」の時代から脱せば離れるほど、私たちの「文化の自覚」を深く反省しなければならない。なぜなら「文化の自覚」とは、至るのが難しい境地だからだ。文化を語ることが好きで、文化を知っている、あるいは「文化の意識」があると「文化の自覚」があるのでしょうか？答えは否だ。たとえば、我々は「文化の自負心」や「文化の劣等性」という二つの文化意識をよく表現しているが、なぜそうなったのでしょうか？私たちは単一不変の文化の中で生きていることができないからだ。昔から、中国の文化は、絶えず異文化と出会い、対話・衝突・融合してきた。中国の文化はもはや古代の文化ではなく、絶えず変化している。この時、私たちは自分たちの文化に縛られたり、異文化に左右されたりして、間違った文化意識を持ってしまうこともある。孔子が川の流れを見つめながら「逝く者は斯かくの如きか」といった。流水はこのようで、文化もこのようである。中国文化の主流と脈絡について、私たちは「春江水暖鴨先知」（春の川の水が暖かくなってきたことはカモが先ず第一番目に知る）」のような親切な体験と微細な気づきがあるだけでなく、孔子のように岸に立って観察し、人類の歴史という長い時間座標と世界の多元文化という空間座標で中国文化を位置づけてこそ、初めて優れる見識と客観的真実の知識を得ることができる。異文化と交流・参考・融合する能力を強化し、自分の文化を革新する能力を強化し、これは「文化自主」の能力とも呼ばれる。中国現代社会人類学者費孝通はこう言う。

「〝文化の自覚〟は今の時代の要求であり、それは一定の文化に生活している人がその文化に対する自覚を持って、そしてその発展の過程と未来に対して十分な認識があることを指しており、文化の自覚は全世界の範囲内で〝和而不同〟を提唱する文化観の具体的な体現であると言えるかもしれない。中国の文化がグローバル化の流れへの対応につながり、大いに活かされることを願う」[1]

もし「文化の自覚」の意識を有したのであれば、「文化の自信」の心態をつくり、かつ「文化の自主」の能力を増強することが求められる。したがって、我々のような一般的な民衆は絶えず自らの文化を理解することが求められるとともに、異文化をも理解することが求められるのだ。

中国文化は極めて奥深いが、決してその門を入ってはいけないわけではない。このため、私たちは中国文化に関する知識叢書を共同で編纂し、読者に中国文化の発展過程、特徴、成果、制度文明と精神文明などの主要な知識を紹介した。

中国文化は「天人合一」（天・人を対立するものとせず、本来それは一体のものであるとする思想）を尊び、中国人が本を書くのにも「究天人之際、通古今之変」（天人の際を究め、古今の変を通じる）という理想があり、本の内容を宇宙の秩序に沿って並べている。例えば、中国古代の儒教教典の一つ

1　費孝通「経済全球化和中国〝三級両跳〟中的文化思考」、『光明日報』、2000年11月7日。

である『周礼』は、時空の秩序によって周王朝の官制を天、地、春、夏、秋、冬の六官に分けて記述した。秦の呂不韋が学者に命じて編集させた史論書『呂氏春秋』は、一年十二月の順序で十二紀を編集した。晩唐の詩人司空図の詩論書『詩品』は、太陰太陽暦の二十四節気にちなんで、詩中に表出される情趣を「雄渾」から「流動」に至る二十四類に分かって、『二十四詩品』と称した。私たちのこの叢書は、中国文化の内容を網羅することはできないが、中国文化の趣を体現したものとなっていることを願って、そこで「二十四品」の雅号を借りて、一組の中国文化の小品を献上し、読者はきっと小をもって大を知り、やさしいところから難しいところへ一歩々々進み、古人の言葉のように、「嘗一臠肉知一鑊味」（一臠の肉を嘗めて一鑊の味を知る）ができると信じている。

二〇一五年七月

漢方医学の歴史と発展（概説）

漢方医学は伝統医学に属し、悠久な歴史を持っている。実は世界で多くの文明な古国にも、自分たちの民族（地区）固有の医学を持っていた。だがなんらかの原因で支離滅裂になり、中にも無くなってしまったものもある。その中で中国の古代医学はずっと伝わってきた。清朝末年から民国初年では漢方医学は「国医」「国粋」と呼ばれていた。それは当時の社会背景または「西洋学」の衝撃から現れたものだ。今になっても漢方医学に偏見や誤解を持つ人がいる。本編を読めば、短時間で簡単な漢方医学の誕生と発展の源流や漢方医学の特色、優勢、不足なところを初歩に認識することができる。

一

伝統的な中国医薬学の規模は、戦国から秦漢（前四七五～二二〇）までの数百年の間に築いたもので、一応の規模が備わっていた標識は、『黄帝内経』『神農本草経』『傷寒雑病論』の成書だ。春秋とそれ以前の中華文明の発展の過程において、医学の状況は萌芽状態にあったと後人が考えられている。

哲学の弁証法から言えば、医学は人間の病気とともに芽生えたはずだ。原始的、粗末な生活、生産条件の下で、太古（有史以前の時代）の人類は自身の病気に対する理解と認識はまだ蒙昧な模索段階にあったかもしれないが、病気が人体にもたらす不快感、人々の死に対するしようがないこと、および生存に対する渇望は、必ず人類に積極的に探索を促し、病気の解消と生命延長の方法を求めることになった。

現在目にする伝世文献・出土文献からは、大昔（夏王朝以前）人類の発展史における「医学」に関する多くの痕跡が見られた。その遠い昔の年代では、人々の「医学」に対する認知と実践はまだ原始的であり、知識を体系化するレベルから言えば、まだそれは「医学」とは言えないが、これらの散発的な模索・実践と長い蓄積は、医学の発生と発展を促進した。例えば、人類が火に関する認識と利用は熟食の飲食方式が体に健康的であると分かり、それもまた寒い時期には保温や病気の予防、治療にもいいとさらに火を運用するようになった。この中で、漢字の「灸」は古代中国人が火を借りて病気を治した説得力のある例だ。似たような例に漢字の「砭」がある。石を人工的に鋭利な面を作って病気の治療に用いた。古代では「砭刺」あるいは「砭射」と呼ばれ、金属材料で針具を作り、鍼灸施術の前身となった。「砭」「灸」のこの二文字は漢方・鍼灸施術の源であり、文字の誕生は、間違いなく人類の文明がかなり高いレベルに発展してから現れたのだ。だから我々は、「砭」と「灸」の文字が誕生される前から、中国の先人は病気の時にこうした治療方法をもうすでに利用していたと考えてもよい。

現在、中国で最も早く体系化された文字は、商代中末期に出現した甲骨文字だと考えられている。甲骨文の資料ではもう一定の病気や治療に関する記録があると言われている。また、『左伝』や『週礼』などの書物には、さらに紙面全体で医学関連の内容を記載した。例えば、『周礼』に早期の医療管理制度、医学分科または医者の職責、治療方法などが記載されていた。『左伝』では、医者の診断、治療時の具体的な状況、それから、病因、発病、養生などの方向から見た医学論理の討論が記載されていた。他には『詩経』『易経』『山海経』『管子』『庄子』『韓非子』などの先秦古典の中でも、医学や病気または治療、薬に関する内容もたくさん記されていた。以上の医学に関する零細な事績は、漢方薬の源流のような細い流れが合流した後、一応の規模が備わって漢方薬の専門著作が現れ始めた。

二

戦国時代では、各国が政治、軍事、経済などでの発展はアンバランスだったが、全体から見ると、文化や学術では繁栄を遂げた。『黄帝内経』は春秋・戦国から秦・漢の時代に積み重ねられてできあがった書物であり、『神農本草経』の成書年代は一般的に漢代にあったと考えられ、『傷寒雑病論』の成書時期は後漢末にあったと言われている。これら三部の漢方医学専門書が相次いで出版されたことは、伝統的な漢方医学が理論から方法まで比較的完備した基本体系の形成を示していた。『黄帝内経』の内容は実に博大精深で、その範囲は医学だけではないが、その主体はやはり医学の範囲に属する。伝統的な漢方医学の基本理論と原則大法の集大成として、同書の中で人体の臓腑、血気、精神、体、官（舌、鼻、口、目、耳）竅（口・両眼・両耳・両鼻孔・尿道口・肛門）、経絡などの生理に関して論述した。病因、発病、病気の変化などの病理について、望診、聞診、問診、切診を主とする診断方法、様々な病気・症状の表現、発病と変化の特徴、治療の指導原則及び具体的な治療方法、鍼灸の理論と方法、処方剤の配合及び剤型選択の原則大法、生薬性質の四気五味、鍼灸の補法・瀉法、薬性の昇・降・浮・沈などの薬物理論、養生防病の指導思想、理論及び具体的な方法、五運六気学説の具体的な内容及びこの指導で病気を認識し、病気を治療する運用、陰陽・五行の理論・方法による天人相応の認識論・方法論など……ともかく、人体に関する生理、病理、病気の診断、治療、養生などの医学内容は同書にすべて記載されていた。したがって、後世の漢方医学の発展は、すべてこれを基礎とし、歴代に生まれた多くの医学名家、皆も『内経』に対する造詣が深く、或いは『内経』の基礎の上で更に革新と発展した人物であり、『内経』は完全に漢方医学の理論と方法の淵藪と称され、後世の漢方医学の発展に深遠な影響を与えていた。

『神農本草経』は中国最古の薬物学（本草学）専門書であり、植物薬、動物薬、鉱物薬を主体とする三百六十五種類の薬物が記載されていた。個々の生薬の薬性、薬効、主治病証、他の生薬との相性、産地などについて述べていた。その中に記載された多くの薬の治療効果は後世の漢方医の臨床で実証されたため、依然としてそのまま後世医者に応用されて衰えない。しかも漢方医薬学科の発展につれ、一部の薬物は現代薬理学によってその有効成分を明確に証明された。また、同書には、薬物の複方（二種類以上の処方を組み合わせて作った薬）の配合、臨床薬の指導原則などの理論的な内容、薬物の採取・加工方法なども記述されていた。当時の認識の限界、一面性、偶然性などの原因に限られていて、同書の中には実際に合わない誤謬もあるが、全体の内容から見ると、実用的で有効な多くの薬物はやはり圧倒的多数を占めた。『神農本草経』が後世の漢方本草薬物の発展にとって、まるで川の源のように、初めて細流に始まり、だんだん浩々と汪洋に至り、後世にますます発展してひいては豊富で多彩な本草・薬草学の著作になった。例えば、『本草経集注』『新修本草』『証類本草』『本草綱目』などは『神農本草経』の基礎の上で発展し、拡充したものだ。

後漢（東漢）末年、張仲景は憂国の至情から医学が国と民に対して非常に重要だと考え、自分の生きている時代に、「ただ栄華を求めて権門を慕い、ひたすら名利や

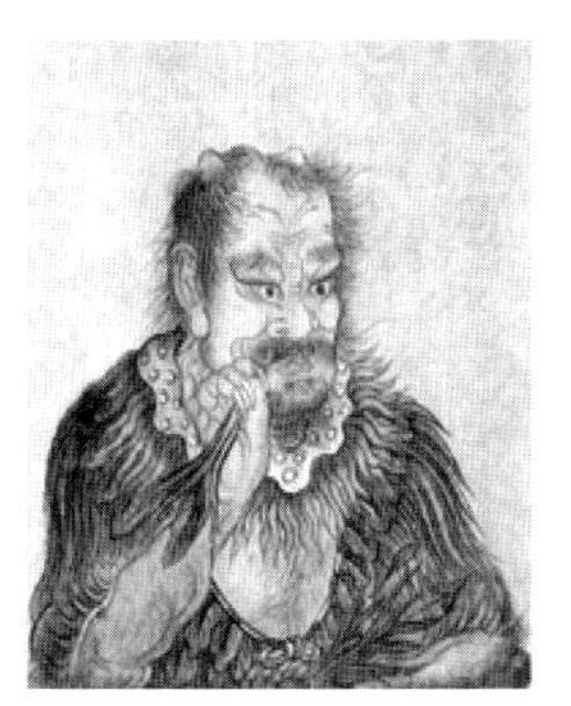

百草を味わう神農の画像

地位を求め、外見を重視し、本質を放棄し、外見を華美にしても、体を衰えさせてしまう」といった社会の気風に不満だった。さらに自分の家族の多くの人が病気で死んでしまうという不幸もあって「建安紀年以来、猶未十稔、其死亡者、三分有二、傷寒十居其七（建安紀年以来、猶未だ十稔ならざるに、其の死亡したる者、三分の有二、傷寒十其の七に居く）」などの要因は、張仲景に医学を学ぶ決心をさせ、古訓をこまめに求め、大衆の処方を広く集め、『傷寒雑病論』を著した。

『傷寒雑病論』は、『黄帝内経』『神農本草経』に続き、初めて理論もあるし、実際の臨床応用もある総合的な漢方医学の典籍であり、臨床病証を概括的に外感傷寒、内傷雑病の二種類に分け、漢方医学の基本理論、疾病の症状の診断と治療、処方の運用、薬物の配合及び薬物の加減により臨床症状の治療ニーズに適合するなどを総合し、『内経』の理論、原則、方法と『神農本草経』の薬物学内容を有機的に結合し、伝統的な漢方医学の理論、診療方法、方剤、生薬の枠組みを初歩的に定めた。また、同書に掲載された具体的な方剤、生薬、診療方法の内容は臨床実用価値が高い、歴代の臨床医に重用され、今の時代になっても、多くの方剤は適切に運用すれば、比較的に良い治療効果が得られる。ひいては後世に『傷寒論』『金匱要略』の方剤を「経方」と呼び、張仲景を「医聖」と尊称した。

三

漢代以降の魏晋南北朝から隋唐時代までにかけ、伝統的な漢方医学はいっそう発展し、高い水準の医者人数が増え、専門性の強い医学書籍の数も倍増していた。王叔和が編著した第一部の脈学専門書『脈経』、皇甫謐が編著した第一部の鍼灸学専門書『鍼灸甲乙経』などが現れた。ここで重要なものを選んで紹介する。

『脈経』十巻は晋代の太医令王叔和により編纂された。王叔和は、患者の脈に触れて拍動の強さや早さ、硬さや太さ、浮き沈みなどを把握する脈診の複雑さを体験・観察し、各種の脈動が正しいかどうかを鑑識する重要性を意識し、「夫医薬為用、性命所系」「脈理精微、其体難弁。弦、緊、浮、芤、展転相類、在心易了、指下難明。謂沈為伏、則方治永乖。以緩為遅、則危殆立至」といい、『内経』『難経』、華佗、張仲景などの脈学理論、脈診方法を基礎として、研究に没頭して同書を書いた。同書は二十四種の脈拍を整理・規範し、各種脈拍の名称や、その触感特徴に対してより詳細な記述があり、類似した脈拍を鑑別し、診断・弁証（鑑識と分析）・治療を結合する方法による脈診が疾患の診断に対する重要性を強調し、様々な脈拍による病証の診断と、様々な危険性（重篤）のある脈拍が疾患の診断に果たす役割を提示し、脈診法における「寸口診」（手の寸口で五臓の状態を推測する方法）が普遍的に適用される理論的な根拠と具体的な方法を示した。『脈経』は漢方医学発展史上初の脈学専門書として、後世の脈学の臨床応用及び更なる発展に深遠な影響を与えた。

『鍼灸甲乙経』十二巻は、三国時代から西晋にかけての歴史・文学者皇甫謐に編纂された。皇甫謐、字は士安、号は玄晏先生、後に病のため医学を研究し、『霊枢』『素問』『明堂孔穴鍼治要』の三書を参考し、『黄帝三部鍼灸甲乙経』を編著した。同書は経絡、経穴、針灸の方面で、人体の十二経脈、奇経八脈、十五錯脈及び十二経別、十二経筋などの内容に対して、臓腑経絡の生理機能、循環ルート、走行規律及び相応部位の発病特徴などからすべて比較的に系統的な論述を行った。体の表面を頭・顔面・頸部・胸部・腹部・四肢などで区分けし、三百四十八の経穴（針灸のつぼ）の位置を明らかにし、鍼灸治療に適した疾患や症状など、計八百種類以上を提示した。鍼灸治療を指導する方面で、医師は患者に治療を施す時、必ず時機を把握し、患者の体質、病状によって、異なる針具と針刺、艾灸の技術手法を採用し、適切に穴を選び、正確に穴を定め、厳格に操作をし、適切に補瀉（手法の補瀉と選穴の補瀉）を行うなどを要求し、「用鍼之理、必知形気之所在、左右上下、陰陽表裏、血気多少、行之逆順（用鍼の道理としては、体の気のある場所、左右・上下・陰陽・表裏、血気の多少、血気のめぐりかたの逆順、出入の要所を把握する）」という。実施者は神経を集中し、患者が治療を受ける前後の態度・反応を観察し、針刺の浅深度、方向、軽重及び事故の予防を把握しなければならない。針が穴に留置されている時間、お灸の壮数、禁鍼穴（鍼や灸を避けるべき穴）、深く刺してはいけない穴などを説明した。

『諸病源候論』五十巻は、隋の太医博士巣元方らが勅を奉じて編纂したもので、病因証候学をまとめた初めての病因・病理・病態学全書だ。病源・病状について書いているが、処置・薬方は載せていない。臨床各科の各種疾病の病因、病機、病症、病脈、証候を総合的に記述し、臓腑、経絡の生理、病理の視角から深くて具体的な分析を行い、取材は幅広く、論理は徹底的で、内容は内、外、婦、子供、五官など各科の病気に及んだが、内科が最も多い。具体的な症状は脳卒中、傷寒、天花、コレラ、水腫、黄疸、消渇、マラリア、赤痢、痔瘻、乳癰、難産などであり、各科の疾患の症状を六十七門に分け、証候千七百余条をあげた。北宋の著名な学者で蔵書家の宋綬は同書の序文の中で、この本を「会粋群説、沈研精理、形脈証治、罔不賅集」と称した。同書は、医学の基礎理論と各科の臨床と密接に結合した医書として、臨床各科の診断、分析と治療、薬品使用に対して直接な指導作用があり、後世の『千金方』『外台秘要』『太平聖恵方』『普済方』などの多種の医書は、病因・病理の分析だけでなく、病気を分類するうえでこの書に範をとった。したがってその後代への影響は大きい。

また、葛洪が著した臨床治療方剤（薬剤を調合する）書籍『玉函方』『肘後方』、陶弘景が著した本草学（中国古来の植物を中心とする薬物学）書籍『本草経集注』、雷斅が著した第一部本草薬物精製加工類書籍『雷公砲炙り論』、孟銑が著した食療に重きを置く本草書籍『食療本草』、龔慶宣が著した現存する最古の外科類書籍『劉涓子鬼遺方』、昝殷が編著、周頲が増補した現存する最古の産婦人科専門書『経効産宝』、藺道人が著した骨傷科専著『仙授理傷継続秘方』、また医学理論の研究では、全元起が『黄帝内経』を注釈・整理した『内経素問訓解』、楊上善が著した『黄帝内経内素』などがある。

転々と伝えられてきたものもあり、それぞれ歴史的な時期に散逸したものもある。また、大型の総合医薬書籍もいくつかあった。例えば、唐の初期に孫思邈が編著した『千金要方』『千金翼方』、唐代中期の王燾が著した『外台秘要』及び唐の高宗顕慶二年（六五七）から顕慶四年にかけて編纂され、当時右監門府長史の職にあった蘇敬の提案により、高宗皇帝が直接許可し、朝廷が組織した二十数人が共同で編纂した、国家薬典の性格を有するとされる大型の薬学書『新修本草』など、これらの大規模な医学・薬学の著作は出版された日から現在まで、それぞれの歴史的時期にわたって伝えられ、多くのバージョンが蓄積されてきた。孫思邈の『千金方』(『千金翼方』を含む)を例にとると、一九四九年までのバージョンは四十種類以上に達していた。一九五〇年から現在まで、多くの出版社が出版した影印、新版、校注、研究の各種類の新しいバージョンと印刷部数は膨大であり、後世に大きな影響を与えていたことが分かる。

四

両宋から金・元の時代まで、伝統的な漢方医学の状況は継承もあれば、革新もあったといえる。継承の面では、大量の医学書が出現しており、その中には官府(朝廷)が編纂した大型の医学書と、医者自身が編纂した医学書がある。これらの医書の内容は、主に唐代と以前の臨床治療学及び方剤の整理・総括に関したものだが、医者の個人が編集した医学書の中には、医学の理論的な観点、疾病の診断治療方法、方剤・生薬の運用などの面で、あるいはその個人の研究で探求した医学心得と臨床診療の経験・体得があった。北宋の太平興国三年(九七八)から淳化三年(九九二)にかけて、王懐隠らが勅を奉じて編纂した『太平聖恵方』は、宋代早期の官修医学方書であり、全部で百巻あり、千六百七十門に分けられ、一万六千八百種以上の治療方剤(宋・王応麟『玉海』による)を記載し、理論と処方があり、治療の病種は内科の雑病、傷寒、時気、熱病、外傷科、婦人科、小児科などの臨床各科を含んだ。その理論的な論述は『内経』と『諸病源候論』を根拠とし、方剤・生薬は宋初及び以前の各医家、医書の経験・処方から由来し、出所は広く、資料は豊富であり、宋代初期以前の医学理論、医術・医道、経験の集大成と言える。

『太平恵民和剤局方』は、元は『太医局方』と呼ばれ、もともとは宋王朝の官府が設立した薬局「和剤局」の成薬（調剤した薬）配合処方だ。初刊は宋の元豊年間（一〇七八～一〇八五）であり、その後も何度も重修・増補され、南宋の紹興年間（一一三一～一一六二）に至り、薬局は「太平恵民局」と改称されたため、同書は紹興以後、『太平恵民和剤局方』と呼ばれるようになった。同書は全部で十巻で、七百八十八種類の方剤を記載した。各方剤の後に、主治の証候と薬物を紹介し、薬物の調製方法と薬物剤型の調製についても詳しい説明があり、大多数の方剤はすべて良好な治療効果があったため、広範に伝わって、当時あるいは後世の漢方医学にも大きな影響を与えた。元代の朱震亨は同書が世に出た後、「官府守之以為法、医門伝之以為業、病者恃之以立命、世人習之以成俗」と言ったように、その影響の大きさがわかる。同書に記載され藿香正気散、人参敗毒散、平胃散、二陳湯、逍遥散、香連丸、人参養栄湯などの多くの有効な方剤は、ずっと後世医者に応用されて衰えない。

『政和聖済総録』は北宋末の政和年間（一一一一～一一一七）に刊行され、宋徽宗の趙佶が直接主宰して編纂した、漢方医学の重要著作だ。同書の編纂について、趙佶は序文の中で「朕憫大道之郁滞、流俗之積習、斯民之沈痼、庸医之妄作、学非精博、識非悟解……而有余者益之、不足者損之、率意用法、草石雑進、夭枉者半、可勝嘆哉」と説明した。同書は全部で二百巻で、約二千種類の方剤を収録した。刊行後、元の大徳年間（一二九七～一三〇七）に焦養直は同書を再校正する際、同書を「逐病分門、門各有方。拠経立論、論皆有統。蓋将使読之者観論以求病、因方以命薬、則世無不識之病、病無妄投之薬」と称した。全書の内容から見れば、同書は確かに理論もあり、経験もあり、内容が非常に豊富な大規模な医学方剤の著作であり、方剤・生薬の大部分は実用的なものだ。しかし、錬丹術や金石草木を服用する「服食」という神仙方術の影響を受けて治療のために適さない方剤もあり、これはたぶん宋徽宗の道教崇拝と関係があった。

宋代は、医学発展の盛んな時期として、国家政府レベルの重視及び医薬管理、具体的な措置の施行などの面での一連の措置が重大な役割を発揮した。例えば、校正医書局は『内経』『神農本草経』『千金方』『傷寒論』『金匱要略』などの大量の古代医学書籍を整理、印刷した。官府は『開宝本草』『嘉祐本草』『図経本草』を改正し、翰林医官院、御薬院、尚薬局、和薬局、恵民局、慈幼局、保寿粋と館、安済坊、福田院などの医薬管理機構と官府の、民間の医療療養、養老機構を設置した。また、北宋の多くの皇帝、例えば太祖趙匡胤、太宗趙光義、徽宗趙佶などのように、彼ら自身が医学を愛し、よく知っていた。これらは医学の伝承と発展に直接的な推進作用があり、民間への間接的な影響は更に広範で深遠だ。

宋・金・元時代の漢方医学革新は、「金元四大家」の学術争鳴を主要な標識とした。「金元四大家」という名称は、後世に形成されたもので、劉完素、張従正、李杲、朱震亨という四人の医者を指しているが、これら四人の生活した年代の差は大きい。学術の伝承から言えば、朱震亨は三家を継承した上で最後に現れたものだ。後代の人々はこの四人が医学理論の研究と臨床医学での貢献が大きく、またそれぞれの主張と特徴があったため、並列して「金元四大家」と呼ばれ、この時代以降の中国医学にそれぞれ異なった影響を及ぼし、四大医学流派とも言われている。

「金元四大家」が漢方医学に与えた貢献は、理論と実践を結合した偉大な創造と言える。劉完素は、火と熱が疾病の主因であるとみて瀉火による治療を行った。張従正は、病気の原因である外邪を、汗吐下の方法で除去することにより元気を回復できるとした。李杲は、病気が内部環境によっておこると考え、身体の補強によって病気の侵入を防ぐことができると説いた。朱震亨は、「陰を滋（うる）おし、火を降ろすことを重んず」という滋陰降火の新しい治療法を積極的に提唱した。これら全ては『内経』の理論から発展したもので、またいずれも自分の理論・観点を臨床の治療の実践に応用した。主観的に見れば、これは金、元時代の医者は勇敢に探求し、思考と実践に励む貴重な品質を示した。客観的に見ると、宋代に勃興した理学（新儒学）思想は「格物致知」（物の道理を窮める）を提唱し、これらの医者の医学実践にも影響を与えた。

五

明・清の時代になってから、漢方医学の発展は大繁栄の局面を呈したといえる。要約すると、以下のいくつかの方面が含まれている。①金、元と以前の継承と総括。②膨大な数の総合的な医学書籍が発刊された。③鍼灸を含む臨床各科に、それぞれの特色を持つ多くの医者、医学書籍が現れた。④温病学（中国医学の病名の一つで、種々の発熱性急性伝染病の総称）の発展。⑤医案（漢方医が病気を治療する時、症状、処方、薬品などに関する記録）、医話（漢方医のメモやエッセイ）の専門書が大量に出現した。⑥本草、方剤のさらなる発展。しかしそれと同時に、明・清時代の医療に関する社会の気風は少し衰えて、医学を学び、医者として治療する人は氾濫する勢いがあって、医師の医術レベルが低下したり、医書の内容が乱造されたり、玉石混交の状況が深刻化されていた。明・清の時代に、臨床漢方医学の内容はすでに非常に豊富で、社会で流行している漢方医学理論と臨床各科の医書もますます繁雑になっていた。このような状況に直面し、人々は漢方医学の理論を含むと同時に、臨床各科を網羅する大型の総合的な医書を編纂しようと試みた。一冊の総合的な医書を持っていれば、ほかの医書に頼まなくてもいいと考えていたのが、総合的な医書が大量に刊行された主な原因であるのかもしれない。これらの医書は医学の叢書、類書（百科事典形式の参考図書）と全書を含んだ。例えば、叢書には、王肯堂が集録し、呉勉学が彫版した『古今医統正脈全書』のように、『素問』『霊枢』『難経』『脈経』などから明代までの各類の医書四十種余りを集め、選書は良であり、彫版も精だ。他に『六礼斎医書』（清・程永培）、『当帰草堂医学叢書』（清・丁丙輯）、『周氏医学叢書』（清・周学海輯）なども優れた医学叢書だ。類書には清朝政府が編纂した『古今図書集成・医部全録』五百二十巻、『医宗金鑑』九十巻などがある。全書には、楼英が編纂した『医学綱目』四十巻、王肯堂が編纂した『政治准繩』四十四巻、孫一奎が編纂した『赤水玄珠全集』三十七巻、張介賓が編纂した『景岳全書』六十四巻、張璐が編纂した『張氏医通』十六巻、沈金鼇が編纂した『沈氏尊生書』七十二巻などがある。これらの医書は、編成・分類に新味を持ったものもあれば、個人的な医学の見解を明らかにしたり、自己の治療・薬品使用の特徴を示したりしていたが、総じて総合的な医書の性質に属する。

この時期、漢方医学の学術理論やび臨床各科などにおいて、また多くの特色ある医書が現れた。例えば、傅山の『傅青主男科』『傅青主女科』、張鶴騰の『傷暑全書』、陳司成の『黴瘡秘録』、黄玉璐（字元御）の『黄氏医書十種』、王清任の『医林改錯』、唐宗海の『血証論』、韓善徴の『韓氏医書六種』など。通俗的な読物には、程国彭の『医学心悟』、陳修園の『傷寒論浅註』『金匱要略浅註』『長沙方歌括』『医学従衆録』『医学三字経』『医学実在易』などがある。温病学書籍には、呉有性の『温疫論』、葉桂（字天士）の『温熱論』、薛雪（字は生白）の『湿熱弁』、呉鞠通の『温病条弁』、王士雄の『温熱経緯』などがある。医案・医話の書籍には、例えば『名医種類案』『続名医種類案』『古今医案』『石山医案』『孫文垣医案』『静香楼医案』『臨症案内医案』『往復渓医案』『呉鞠通医案』『環渓草堂医案』『柳州医話』『潜医話』『存斎医話稿』などがあり、こうした医学書籍が明・清時代の医学内容を豊富させた。

明・清時代の医学のもう一つの側面は、医学を学んだり、医者をやったりする人が氾濫していたことで、その結果、当時の漢方医学界はまさに玉石混交だった。医者になる主な目的はお金を稼いで生計を立てることで、医書を書いたのは売名目的が多く、高尚な医学職業道徳に背くため、医師の医療技術が低下し、書かれた医書が乱造されていたことは珍しくなかった。例えば、清代の名医・徐大椿は、医学と伝統文化に造詣が深く、その『洄渓道情』の中に『行医嘆』という文を残した。

「嘆無聊、便学医。唉！人命関天、此事難知。救人心、做不得謀生計。不読方書半巻、只記薬味幾枚。無論臓、腑、風、労、傷寒、瘧、痢。一般的望、聞、問、切、説是談非。要入世投機、只打聴近日時医、慣用的是何方、何味。試一試、偶然得効、倒覚得稀奇。試得不霊、更弄得無主意。若還死了、只説道薬不錯、病難医。絶多少単男独女、送多少高年父母、拆多少壮歳夫妻。不但分毫無罪、還要薬本酬儀。問你居心何忍。王法雖不及、天理実難欺！若果有救世真心、還望你読書明理。做不来、寧可改業営生、免得陰誅冥撃」

また、医書『蘭台軌範』の自序でもこう述べていた。

「至於近世、則惟記通治之方数首、薬名数十種、以治万病、全不知病之各有定名、方之各有法度、薬之各有専能。中無定見、随心所記、姑且一試、動輒誤人」

明末清初の医書『軒岐救正論』第六巻「察弊」の中で医学の状況について「世逓降而術益鮮」と述べ、また、開業医についてこう書いた。

「率多市井亡頼、空門孽禿、略識字画、素饒利弁者為之。是人之辱医、非医之辱人也」「若輩学医、初只挟『脈訣』捷径、『湯頭歌括』不一二帙、乃就業於庸流之窃有虚名者、奉為名師、教習記誦。

……遠則一年、近則半載、遂以為道尽伝矣、詣已超矣。大開鋪肆、高掲榜額、不曰、某某精伝、則曰、某某心授、又則曰、世伝神秘、離経叛道。……畳見疑難重恙、被其枉死者多矣」

このような社会風潮の影響で、医術は平凡で、医者としての徳が低い医者は全体の数量が多くなくても、その悪影響は非常に大きかった。清代の中後期ひいては民国、現代に至るまで、社会には常に断続的に漢方医学に反対し、漢方医学を軽視する声が現れたのは、明・清時代に残された劣悪な医風と直接関係がある。つまり、伝統的な漢方医学・薬学の誕生と発展は、数千百年を経て、多くの名医が現れ、多くの医書が編纂され、漢方医学事業も代々受け継がれてますます盛んになった。その全体の発展過程において、様々な原因により、少しの健全的・科学的ではなく、調和のとれていない内容と現象を挟んでいたが、その健康、科学、積極的に善（公益）に向って、病気を治して人を救う方面は、やはり絶対的な主流を占めていた。伝統的な漢方医学の誕生と発展は、流れ続ける大河のように、連綿と続いて現在に至り、中華民族の繁栄と養生・保健の面で、永遠不滅な貢献をした。

理論、方法、薬物を兼ね備えた漢方医学

伝統的な漢方医学は、漢代までですでに比較的に完備していた学科体系が形成されていた。その学科の体系が比較的に完備していたというのは、その学術の枠組みの中に、それはみずから系統を成した理論的な指導があり、しかも疾病の診断、治療の方法、単味（成分が単一であること）の薬物の性質、効果、多味の薬物を組み合わせた方剤の指導法則とその治療の病証などの内容が漢代まですでに備えていたからだ。つまり、後世のいわゆる「理、法、方、薬」がそろっていたのだ。それだけではなく、『黄帝内経』『傷寒雑病論』『神農本草経』を代表とした漢方医学、ひいては後世での多くの漢方医学著作には、中国伝統文化の要素がどこにも浸透していた。学術と人文文化を兼ねる漢方医学の特徴は、それが持続的な生命力を持った重要な原因かもしれないのだ。

漢方医学基礎理論の淵藪……『黄帝内経』

中国伝統医学が強い生命力を持っている決定的な要素は、もちろんそれが疾病を診療する方面に有

効な実際の価値だ。その一方で、独自の理論的な指導があり、理論で実践を指導する理、法、方、薬の系統性を備え、単なる治療法の積み重ねではなく、そして中国の伝統文化と密接な関係があり、これも強い生命力を持つ重要な要素だ。現代の一部の人は、漢方医薬を完全な人文文化と見なし、それが自然科学の属性を持たないと考えるが、これは漢方医薬に対する一面的な理解あるいは誤読だ。世界中の古代医学、例えば、古代バビロニア医学、インド医学、エジプト医学など、その知識や技術・方法は、今までばらばらになって、ほとんど残っていないが、伝統的な漢方医学の理論と診療方法は多くの面で現代医学と相補的な役割を果たしている。

漢方医学の基礎理論を全面的に論述した『黄帝内経』は、その登場したときから、伝統的な漢方医学が独自の理論体系を備えていることを示した。その後、漢方医学の発展は、基礎理論の面でも臨床医学各科に対する指導の面でも、大体は『黄帝内経』を基礎としている。また、歴代の傑出した貢献をした漢方医学の大家、および異なる医学流派の医学観点、療病主張も、すべて『内経』に対して深く研究した上で、各自の学習心得を持ってから、それぞれの異なった研究・探究を結び付けて、更に発展して生み出したのだ。

一　『内経』の天人相応の全体観

『内経』は中国の古代文化、特に哲学の影響を受けて、宇宙の万物は巨大で相互に関連する全体の中にあると考えていたのだ。人は天地の間にいると、同様にこのような複雑かつ規則の相関性と全体的な特徴を有し、常に自然と密接な関係がある。つまり後代の人はその意味を悟って、いわゆる天地は一つの大きな宇宙、人は一つの小さな宇宙だという。人体を含む天地の間のさまざまな複雑な事物・現象を総括することができる綱領は、相反相成（互いに反しているが互いに成り立っている）の特徴を持つ「陰陽」であり、「陰陽なる者は、天地の道なり、万物の綱紀、変化の父母、生殺の本始、神明の府なり」という。「陰陽」の運用はまた大なり小なり、大きいのは天地の日月を論ずることができて、小さいのは草木と虫、魚と比べることもできる。陰陽の中には、また陰陽がある。大きくなったら外にはない。小さくなったら内にはない。「陰陽なる者は、これを数えて十にすべく、これを推して百にすべし。これを数えて千にすべく、これを推して万にすべし。万の大よりは、勝げて数うべからず、然して其の要は一なり」という。『内経』はこのような認識方法を医学に応用し、「人生は形があり、陰陽から離れない」「人は天地の気をもって生じ、四時の法をもって成す」と説いている。即ち、人は天地の大気と水穀の精気に依拠して生存し、四時の生長収蔵の規律に順応して生長している。人体の正常な生理状況は、陰陽の動態バランスであり、もし陰陽の動態バランスが崩れたら、人体の機能ひいては器官が異常になり、これらの異常が適時に矯正治療を受けられなければ、病気になって死亡に至るという。つまり「陰平にして、陽秘なれば、精神はすなわち治す。陰陽が離決すれば、精気はすなわち絶する」ということだ。

また、『内経』は古代文化の「五行」に含まれている意味を医学にも運用し、「五行」の原始的な意味を基礎にして、豊富な医学内容を付与し、「天地の間、五を離れず、人もまたこれに応ず。ただ一陰一陽のみにあらざるなり」という綱領的な論点を提出し、それから「五行」の医学における具体的な内包を人体の生理、病理、疾病の診断、治療、薬品の処方などの至る所に分化した。早期の古代文化の中で「五行」とその意味を体系的に記載した文献は「尚書」だ。「尚書・洪範」に「五行とは、第一は水で、第二は火で、第三は木で、第四は金で、第五は土だ。水は下に濡れて、火は上に燃えて、木は曲がって伸びて、金属は異なった形に加工し、土は農作物を栽培することができる。下に湿った水が塩味を生み、上に燃える火は苦味を生じ、曲がった木は酸味を生じ、形を変える金属は辛味を生じ、作物を植える土は甘みを生じる」と記載されていた。これはもともと古人が自然界から観察した五つの自然現象とそれぞれの特性であり、五行の自然属性の特徴に対する概括的な表示だ。「天人相応」というマクロ認識論の影響で、『内経』は「陰陽五行説」の思想を医学に用いて、さらにその内在的な要素を拡大した。「陰陽五行説」の五元素である木・火・土・金・水をそれぞれ体の機能である「五臓」の腎・肝・心・脾・魄と、「五腑」の膀胱・胆・小腸・胃・大腸、「五志」の怒・喜・思・悲・恐、「五観」の目・舌・口・鼻・耳、「五感」の視・聴・嗅・味・触、「五味」の酸・苦・甘・辛・塩を対応させた。

『内経』は、宇宙万物を認識する中国古代文化の陰陽五行観念を医学に導入し、天人相応の全体観の理論基礎を形成させた。医学でのいくつかの具体的な運用にはいささか無理にこじつけた所があるかもしれないが、当時の状況は確かにこのようで、しかも発展してきた漢方医学も大体今までずっと続いている。

二　『内経』の臓腑・経絡に関する論述

『内経』の臓腑、経絡に関する論述は、漢方医学の基礎理論の核心部分であり、基本的に陰陽と五行からまとめられたものだ。『内経』は、臓と腑は各自の生理機能があると同時に臓腑の間、または臓腑と他の器官の間には交互に連携し、それも分離してはいけない。生体の各種の生理機能は全身の臓腑、器官の共同作用の結果であり、このような連絡は経絡を通じて臓腑と他の組織器官との連絡、経絡の互いに従属的な関係、臓腑・経絡の表裏の相性と生理機能の相関性によって共同に完成すると考え、「夫れ十二経脈なる者は、内は臓腑に属し、外は四肢関節に絡う」「経脈は、血気運行の通路で、陰陽を養い、筋骨を濡潤し、関節を滑利するものだ」という。これは人体を完全に統一された有機的な全体にしたのだ。

臓腑の生理機能については、『内経』では個々の臓腑を単純に、孤立的に述べていたのではなく、全体の視点から、互いに関連しながら総合的に述べていた。偏重があり、また人体全体の生理機能と関連があり、イメージがつくような比喩と形容の書き方で記述していた。このような認識方法は全体的な特徴があると同時に、大まかだ。例えば、心臓の機能に関しては「心なる者は、生の本、神の変なり。其の華は面に在り、其の充は血脈に在り」「心は、一身の君主であり、聡明と智慧を出すところである」「心は神を蔵す」「あらゆる血はみな心に統まり属する」「心気は舌に通じ」という。一方、血液の生成と流れに関しては、心臓のほかに、脾臓、胃、肺とも関連があり、「中焦気を受け汁を取り、変化して赤きを、是れ血と謂う」「血脈に流れている精微の気が肺に到達し、また肺がそれを全身の百脈に輸送し、最後にその精気を皮毛まで届ける」という。精神活動は肝、胆、脾とも関連している。例えば、「肝は将軍のように、勇気があってたくましい臓であり、策略をめぐらすから、故に謀慮がそこから出る」「胆は、剛直の官であり、決断を出すところだ」「脾は志にありては思となす」などは、臓腑・経絡の機能的全体的関連性を具体的に説明したものだ。

臓と腑の機能は相対的だ。五臓は陰で、六腑は陽だ。「いわゆる五蔵なる者は、精気を蔵して写さざるなり。故に満ちて実すること能わず」「五臓は精、神、魂、魄を貯蔵する所だ」「六腑なる者は、物を伝化して蔵さず。故に実して満ちること能わざるなり」「六腑は水穀を受けて精微と糟粕に変えるところだ」という。臓と腑は機能の面で異なる分業と特性を持っているため、また互いに呼応し、互いに補完することができて、やっと復雑な機体を調和、統一させることができるのだ。

臓腑・経絡間のこのような生理の相互関係は、その病理の相互影響を決定する。臓の病気は腑に及ぶことができ、腑の病気も臓に及ぶことができる。一つの臓器の病気はほかの臓器に及ぶことができ、一つの腑器の病気もほかの腑器に及ぶことができる。臓と腑の病変は四肢、九竅（口・両眼・両耳・両鼻孔・尿道口・肛門の総称）などの体表部位に影響し、体表の病変も臓・腑と密接に関連している。このような認識論の特徴は、漢方医学が疾病の診断、治療などの方面においても必然的に全体観念の思惟特徴をもたらした。

三 『内経』の病因・病機に関する論述

『内経』の病因に関する認識は大体に外感要素、内傷要素、情志要素、地理要素と先天要素を含む。発症機序の陳述に対して、概括的に言えば、三つの方面を含み、つまり陰陽不調、正邪盛衰と昇降失調だ。

外感病因は、風、寒、暑、湿、燥、火などの気候の変化と疾病との関係を詳説し、「百病は、みな風雨・寒暑・陰陽・喜怒・飲食・住居、それに驚愕・恐怖によっておこるのだ」という。その中の風、雨、寒、暑は自然界が人体に病気を引き起こす可能性のある各種の要素を指す。自然界の各種の気候変化は人体の疾病を必ず引き起こすわけではなく、疾病を引き起こすことができるかどうかは人体と気候の両方の原因にかかっている。人体の面では、人体の正気（生命活動の原動力、病邪・疾病に対する免疫力も含む）の強弱に左右される。いわゆる「人体に正気が旺盛であれば邪に犯されることはない」「正の気が体内にめぐっていれば邪の気に邪魔されず」とはこの意味を指す。気候の面では、天候に左右される。気候が春温、夏熱、秋涼、冬寒の順に交互に変化すれば、人体の病気になりにくく、病気になることも軽い。もし気候の変化が異常で、気候が時令に合致しないと、人体の疾病になりやすい。いわゆる「年中の気候が時令に合致し、賊風（隙間風）が少なくと、人々に病が少なくて病死が少ないのだ。年中の賊風・邪風（人を傷つけて病気を起こす風）が多く、気候が不順であれば、多くの民は病気になって死んでしまう」なのだ。様々な外感要素の中で、『内経』は風邪が最も活発な病気の原因であると考え、「風邪は百病の長であり、多くの疾病を引き起こす」「風者は善行して数変す」と指摘した。気象学の事実も、自然界の寒熱温涼の気候変化は、大気の流通を通じて実現されなければならないことを証明していた。『内経』はこの点に気づき、外感発病の諸要素を「風」で統率するのは無理ではない。

内傷の病因については、主に食事の不始末と過度疲労も同様に人体に病気を引き起こすことがある。『内経』では、飲食の過度な飢えや満腹はいずれも人体の病気を引き起こすことを認識した。例えば、「飲食自ら倍すれば、脾胃すなわち傷る」「高梁（肉食）の変、大丁を生ずるに足り、受くること虚を持するが如し」「食べ過ぎにより脾胃を傷め、筋肉を司る働きが低下し、腸の働きが鈍くなり、痔疾が発生する」「故に穀入らざること半日なれば、則ち気衰え、一日なれば則ち気少なし」など、これらは飲食の不始末によるものだ。また、『内経』における五味失和に関する論述は非常に詳細だ。例えば「陰の生ずる所、本は五味にあり。陰の五宮（五臓）、傷らるるは五味にあり。是の故に味酸に過ぐれば、肝気以て津れ、脾気乃ち絶す……」「鹹を多食すれば則ち、脈凝泣して変色す」など、これらの内容は文面から見てもこだわりがあるが、柔軟に理解すれば参考になる。そして、「五味に生まれ、五味に傷を負う」という観点は、深い哲学的な意味合いを持っている。倦労の内傷は、過労と過逸を含め、両者とも人体の生理機能に影響を与える。例えば、「労すれば則ち気耗し」「重い物を持って力を使ったり、過度な性交の様な時に汗をかき水に浸かると腎を傷る」「五つの疲労がる（損なう）所がある。すなわち、久視は血を傷る、久臥は気を傷る、久座は肉を傷る、久立は骨を傷る、久行は筋を傷る」というのは、更に漢方医学の病因学に深く広い影響を与えた。

情志（精神情緒）要素とは、精神的、心理的な変化からの病気原因を指し、『内経』では怒・喜・思・悲・恐あるいは喜・怒・憂・思・悲・恐・驚で表現し、これらの感情変化は外感発病要素と同様、正常と異常の違いがある。正常な時は人の精神活動の外部反応だが、もし精神変化があまりにも激しい或いは持続するならば、人体の臓腑の機能を損害し、更に疾病を招く。「悲哀や憂いで心が動じる。心が動じると、五臓六腑がみな揺れる」「肺、喜楽して無極なれば則ち魄を傷る。魄、傷れば則ち狂となる」「心の志は喜であり、喜びすぎると心に傷がつく」「脾声に在りては歌と為し、変動在れば噦と為し、志に在りては思と為し、思は脾を傷る」という。また、『内経』には精神情緒要素による疾病の治療に「情勝情（「情で情に勝る」）」の方法を提示した。全体的な観念に基づいた認識論の方法のため、『内経』では、各情志の変化はそれぞれ相応の臓腑と密接に関連していると考える。五臓は五行に対応して、相生、相克の制約関係があって、これは「情で情に勝る」の治療法の道を提示した。例えば『素問・陰陽応象大論』では、「怒は肝を傷り、悲は怒に勝つ」「喜は心を傷り、恐は喜に勝つ」「思は脾を傷り、怒はそれに勝つ」などが「情で情に勝る」という治療方法の具体的な内容だ。今のところ、その具体的なやり方は必ずしも完全には望ましいものではないが、病気を治す「精神療法」の一つとして、示唆と啓発の意味がある。

『内経』はまた、居住環境の違いによって、人は異なった疾病にかかりやすくなることを認識しており、これは地理的な要素と疾病の関係だ。『素問・異法方宜論』によれば、「西方は金玉の域、沙石の処、天地の収引する所なり。其の民は陵居して風多し。水土は剛強なり。其の民は衣せずして褐薦す。其の民は華食して脂肥す。故に邪は其の形体を傷ること能わず、其の病は内より生ず。其の治は毒薬に宜し。故に毒薬は亦西方従り来る」「南方は天地の長養する所、陽の盛する所の処なり。其の地は下く、水土は弱く、霧露の聚る所なり。其の民は酸を嗜みて胕を食す。故に其の民は皆緻理にして赤色なり。其の病は攣痺す。其の治は微鍼に宜し。故に九鍼は亦南方従り来る」という。つまり、『内経』は地理の要因が人体に影響を及ぼすことをすでに認識していたのだ。また、先天的な要因と疾患との関係については、『内経』にもあるように、病気の原因については、もし生まれたときにこの病気に罹患した場合には、妊娠中の母が妊娠期間中に驚いたことによると考えられ、「これを母の腹中にあるときに得る。その母、大いに驚く所ありて、気上がりて下らず、精気、並びて居す。ゆえに子をして発して巓疾（てんかん発作）とならしむるなり」という。

病機（病気が発生したり、進行したり、変化したりするメカニズム）については、『内経』では臓腑病機、六気病機、気血津液病機などについて論述していたが、総合的な生理機能と病理変化の全体の視角から言えば、基本的に陰陽失調、正邪盛衰と昇降不整脈の三つの方面に要約できる。例えば、「陰勝れば則ち陽病む。陽勝れば則ち陰病む」「陰勝ればすなわち寒、陽勝ればすなわち熱、陰虚すればすなわち熱、陽虚すればすなわち寒」「陰、極まれば陽と成し、陽極まれば陰と成す」などは、陰陽の病態変化だ。「邪気が盛んになれば実であり、精気が奪われれば虚だ」は人体の正気と疾病の邪気の虚実の変化だ。「出入廃さるれば、すなわち神機は化して滅し、昇降息めば、すなわち気立は孤にして危うし」「清気下に在れば、則ち飧泄を生じ、濁気上に在れば、則ち䐜脹を生ず」は気機昇降の病機変化だ。また「風勝れば則ち動き、熱勝れば則ち腫れ、燥勝れば則ち乾き、寒勝れば則ち浮し、湿勝れば則ち濡写す」は、外因による病気の機序の変化だ。「怒ればすなわち気上る」「喜べばすなわち気緩む」「悲しめばすなわち気消す」「恐ればすなわち気下る」「思えばすなわち気結す」「驚けばすなわち気乱る」は、内因性情志による病気の機序の変化であり、『内経』の発病機序に関する論述は豊富な内容がある。

四　『内経』の病気・症候に対する認識

『内経』には病証に関する内容が豊富で、内科疾患だけでも約六十種にのぼる。例えば、厥証（暈厥）、痺証、水腫、黄疸、癲癇、風病、咳、下痢、マラリア、赤痢・白痢、消渇、淋病、癥瘕（腹がふくれあがる病）、ヘルニアなどの病証に対して、深い理論認識と豊富な症候学内容があり、病証の全体的な視点から、病状に対する陳述、病因、病気機の分析、病気の定位、および治療の原則・方法など多岐にわたる。例えば、痺証の認識ではまず、「風寒湿の三つの気が混ざって、そして痹をなす」ということがあげられ、そしてその証候を「其の風気勝るもの行痹となし、寒気勝るものは痛痹となし、湿気勝るものは着痹となすなり」と分類した。また臓腑の視角から五痺に分かれ、「冬を以て此れに遇う者は骨痺と為す。春を以て此れに遇う者は筋痺と為す。夏を以て此れに遇う者は脈痺と為す。至陰を以て此れに遇う者は肌痺と為す。秋を以て此れに遇う者は皮痺と為す」「骨痺已えず、復び邪に感ずれば、内、腎に舎するなり。筋痺已えず、復び邪に感ずれば、内、肝に舎するなり。脈痺已えず復び邪に感ずれば、内、心に舎するなり。肌痺已えず、復び邪に感ずれば、内、脾に舎るなり。皮痺已えず、復び邪に感ずれば、内、肺に舎るなり。所謂る痺とは各々其の時を以て風寒湿の気に重感するなり」という。これは、痺証の外因と内因の両方をつなぐものであり、外は風寒湿邪、内因は感邪時間と臓腑の反応性によって筋痺、骨痺、脈痺、筋痺、皮痺の違いがある。痺証の症状について、「痛む者は寒気の多きなり。寒有る故に痛むなり。其の痛まずして不仁なる者は病久しく深きに入り、栄衛の行濇り、経絡時に疏し、故に通ぜず、皮膚は営せず、故に不仁と為る」と、痺証に対する認識は比較的に全面的だと考えられる。

また、水腫の症状については、「下瞼が少し脹れて寝起きのようになる。人迎脈は動き、時に咳をし、内股は寒く、足の脛は脹れて腹が脹れて大きくなる。腹を按ずると、手について腹が戻り、水袋のようだ」と述べた。これらの症状は、肢体浮腫と腹腔内水腫の主要な臨床所見を含んでいる。浮腫と臓腑の関係については、腎・肺・脾・胃と密接な関係があることが認識され、「腎は至陰なり、至陰は盛水なり。肺は太陰なり、少陰は冬脈なり。故に其の本は腎に在り、其の末は肺に在り、皆積水なり。帝曰く、腎は何を以て能く水を聚めて病を生ずるのか。岐伯曰く、腎は胃の関なり、関門利せざる故に水を聚めて其の類に従うなり。上下に皮膚に溢る、故に胕腫を為す」という。その中で、特に水腫と腎臓関係に対する認識は、当時の医学発展の客観的な環境に限定され、観察と推理の方法しかなく、このような認識の深さに達することは、なかなか価値がある。病証の治療方法では、依然として水腫を例にし、同書の中で「宛せし、陳莝を去り」「汗の出る穴を開き、膀胱から尿をくだせば、精気は次第に集まり、五臟の陽気も広くゆきわたり、五臟を洗いそそぐ。宛せし、陳莝を去り」という治療法を提出した。現在の言葉で簡潔に表現すると、祛瘀（瘀血を治療する方法）、発汗、利水（尿）の意味だ。これは確かな効果があった水腫の治療法であり、現在でも水腫の治療法則として臨床医に遵守されている。

要するに、『内経』の病証に対する認識は、独立した病証に対する詳細な観察、豊富な経験の蓄積と相当な深さの分析があるだけではなく、しかも関連性と全体的な方法で疾病を認識することができる。それには十分な理由がある。

五　『内経』の診察法・弁証に関する論述

診察法と弁証は、漢方医が疾病を診断する過程だ。診察法は望、聞、問、切の診察方法によって疾病に関する感性材料を獲得する。弁証は診察で得られた材料を分析し、判断する過程で、総合的な診断結果を得て、更にこの診断結果に基づいて治療方案を確定する。『内経』が論述した診察法の内容は基本的に望、聞、問、切の四診で概括することができる。「内経」によると、人体の病気には外在的な所見があり、これらは外に現れた表象が病気の内在的な本質を探求する「仲介物」となり、漢方医は四診の方法によって、疾患の外的所見を観察して診断し、「我（医者本人）を以て彼を知り、表を以て裏を知り、以て過と不及の理とを観、微を見て過を得れば、これを用いて殆うからず」という。これも漢方医学全体観の一種の具体的な運用だ。

四診の具体的な内容については、『内経』には豊富な論述があったが、ここでは望診、切診の内容だけを紹介する。『内経』に記述された望診は、主に望神、望色と望形態を含め、望神、望色は人の精神状態と皮膚、目、舌、尿などの色の変化を観察して疾病を診察する一種の方法だ。例えば、「心氣虚すれば則ち悲しみ、実すれば則ち笑いて休まず」「血有余なれば則ち怒り、不足なれば則ち恐る」「血脱する者、色白く、夭然（ようぜん）として沢（うるお）わず、その脈空虚たり」「溺黄赤にして安臥する者は黄疸なり」「目黄ばむ者は黄疸と曰う」などの記述は、非常に直観的だが、往々にして高い診断価値を持っている。

また、五色望診の内容は、青、赤、黄、白、黒の五色の変化を「五臓」「五行」と結びつけ、五色の正常と異常を論述しただけでなく、それを一つの互いに関連する全体の中に組み入れ、五行生剋（ごぎょうせいこく）の法則を利用して疾病に対して診断と予測をした。正常な情況の下で、臓腑の華は面に在り、正常な五色を形成し、「それ精明五色なる者、氣の華なり。赤は白に朱を裹つつむがごときを欲し、赭のごときを欲せず。白は鵞羽のごときを欲し、鹽のごときを欲せず。青は蒼璧の澤つやごときを欲し、藍のごときを欲せず。黄は羅らに雄黄を裹つつむがごときを欲し、黄土のごときを欲せず。黒は重漆の色のごときを欲して、地蒼のごときを欲せず」という。臓腑に病気があると、異常な色が現れる。つまり赤は赤土のようなくすんだ色、白は塩のようなくすんだものはすべて異常だ。また「肺臓に熱があるものは、顔色が白くて毛髪が傷んでおる。心臓に熱のあるものは、顔色が赤くて脈絡が充満している。肝臓に熱があるものは、顔色が青くて爪甲が枯燥している。脾臓に熱があるものは、顔色が黄色で肌肉が蠕動する。腎臓に熱があるものは、顔色が黒くて歯牙が枯れてぐらぐらしている」「死血のような赤は死ぬ、枯骨のような白は死ぬ」「黄赤は熱と為し、白は寒と為し、青黒は痛と為す」などしも五色診断の経験からまとめられたのだ。『内経』は望診の診断作用をとても重視した。『難経・六十一難』には「見て知る者は神と言う」という説があり、豊富な経験を持った医師であれば、幾帳面に診察してみると、かなり高い診断価値がある。

切診の内容は、『内経』でも詳しく述べられていた。主に脈診と按診の二つの部分が含まれている。脈の診断方法については、『素問・脈要精微論』には「脈を持するに道有り、虚静を保と為す」とあり、これは医者が脈を診る時、安定した意識を持ち、集中して、詳しく脈象を観察しなければならなくて、それで初めて脈象の変化に対して比較的に精確で全面的な認識を持つことができる。脈を診察する時間については「脈を診るのに最適な時間は早朝だ」の要求を提出した。つまり、そのような時間であれば、「人はまだ行動を起こしていないので、陰気は動き乱れていないし、陽気はまだ消耗・発散しておらず、食事もまだ摂っていないので、経気の気も旺盛となっておらず、経脈の気も調和しており、気血もまだバランスをくずしていないからだ。このような環境であれば、病気のときの脈象を容易に診察することができる」という。これは可能な限り疾病と関係のない他の干渉要素を排除し、診断の正確性を高めることだ。脈診の部位については、『内経』には、三部九候診法、人迎寸口診法、独取寸口診法など様々な方法が記載されていた。その中で、独取寸口診法の理由について、『内経』には次のように述べられていた。「帝が曰く、気口（橈骨動脈搏動部）は何を以って独り五臓の主りを為すのか。岐伯が曰く、胃は水穀の海、六府の大源なり。五味が口に入り、胃に於いて蔵す。以って五臓の気を養う。気口もまた太陰なり。是れを以って五臓六腑の気味は皆が胃に於いて出て、気口に於いて変を見る」「臓の脈気は自分の力で手太陰経脈上の寸口に達することはできず、必ず、胃の気の拡がる力を借りて、はじめて、手の太陰に達することができるのだ」。これは、五臓の病変を寸口でどうして診断できるかを明らかにしただけではなく、『内経』の臓腑に対する相互関係及び臓腑と血脈の関係に対する認識レベルを反映している。

正常な脈象は「平脈」と呼ばれ、『内経』には脈拍の回数、脈位の浮沈、脈体の形などいくつかの面から述べられており、他に「四時平脈」「五臓平脈」などがある。正常でない脈象は「病脈」と呼ばれ、『素問・至真要大論』には「厥陰之至其脈弦、少陰之至其脈鈎、太陰之至其脈沈、少陽之至大而浮、陽明之至短而渋、太陽之至大而長。至而和則平、至而甚則病、至而反者病、至而不至者病、未至而至者病」とある。前に述べたのは平脈で、後は臓腑と季節に関する角度から病脈を言う。この部分の論述はまだ原則的で、比較的に大まかだが、臓腑病脈、四時病脈、諸脈主病などの具体的な内容については、『内経』に詳しい論述があった。

弁証の面では、『内経』には八綱弁証、臓腑弁証などの明確な概念が提出されていないが、これらの弁証の具体的な内容は『内経』にすでに存在しており、後世に形成された各種の系統弁証方法はすべて『内経』の基礎の上で更に発展し、完備したものであると言える。脾臓の弁証を例にとると、「すべての湿証・水腫・脹満の症状は脾に属する」「脾病者、唇が黄色く」「脾が病むと身体が痛んで重く感じるようになる」「脾気熱すれば則ち胃乾きて渇し、肌肉不仁し、発して肉痿と為る」「脾の病はからだが重く、肌肉の栄養が悪く、足に力が入らず、歩くとよく痙攣を起こし、下肢の下部が痛む。虚するときは、腹が張り、腸が鳴り、ひどい下痢する」「脾気が虚になると、手足の自由はきかず、五臓が不安定となる。脾気が満ちすぎると腹がはり大小便の通りが悪くなる」「憂愁が解消されないと、脾に蔵される意が損傷される。意傷すると胸膈煩悶し、手足が動きにくく、皮毛が憔悴し、気色が枯れる、春季に死亡する」などがある。脾臓の病変と関連する各種の臨床表現をまとめることによって、「脾」の病変に対して比較的に完全な認識ができ、実際には臓腑弁証、八綱弁証などについての内容だ。六経弁証について、『内経』にはもっと分かりやすく、系統的な記載があった。『内経』の診断法と弁証の内容を運用し、疾病に対して診断を行うことができて、それによって相応の治療の法則と方薬を制定できる。

六 『内経』の治則（治療手順の原則）・治療法に関する論述

『内経』には病気の治療法についての具体的な記述が多い。例えば、「寒はこれを熱す。熱はこれを寒す」「病が上部にあれば、吐かせる。病が下部にあれば、洗い流し通利させる疏導の方法を用いる」「血実すれば宜しくこれを決すべく、気虚すれば宜しくこれを掣引すべし」「形不足する者は、これを温むるに気を以てす。精不足する者は、これを補うに味を以てす」など、これらの簡潔明瞭な治療法は言うまでもない。高度な概括性かつ指導原則の性質を持ち、しかも体系を形成したものは「五郁治法」と「五臓苦欲補瀉治法」がある。「五郁治法」の概念表現は「木郁達之、火郁発之、土郁奪之、金郁漏之、水郁折之」で、ここも展開しない。以下に「五臓苦欲補瀉治法」の原文を紹介する。

肝苦急　急食甘以緩之
心苦緩　急食酸以収之
脾苦湿　急食苦以燥之
肺苦気上逆　急食苦以泄之
腎苦燥　急食辛以潤之
肝欲散　急食辛以散之　辛補之　酸瀉之
心欲軟　急食鹹以軟之　用鹹補之　甘瀉之
脾欲緩　急食甘以緩之　用苦瀉之　甘補之
肺欲収　急食酸以収之　用酸補之　辛瀉之
腎欲堅　急食苦以堅之　用苦補之　鹹瀉之
（『素問・臓気法時論』）

このように五臓の生理特徴に基づいて、そしてそれを薬物の性味と結び付けて、薬物の「性」で臓腑の「性」を調整する治療方法は、後世の漢方医学に深遠な影響を与えた。金代名医張元素が提出した「五臓虚実補瀉薬法」も、『内経』の直接的な影響からさらに発展し、豊富させたものだ。この理論は、伝統的な漢方医学の弁証・薬品使用の方面に重要な指導作用を持っている。

特に貴重なのは「未病先防、防重於治（病気になってから治療ではなく、発症する前の段階で予防しなければならない。治療より予防のほうが重要だ）」という指導思想、及び「三因制宜」「弁証論治」の指導原則だ。これらの指導思想と指導原則は古人の知恵を十分に反映しており、未来医学の発展においても、疑いなく引き続き発揚されると信じる。まずは『内経』の「未病先防、防重於治」の論述を見てみよう。「是の故に聖人は已病を治さずして未病を治す、已乱を治さずして未乱を治すとは、此れをこれ謂うなり。夫れ病已に成りて後にこれを薬し、乱已に成りて後にこれを治するは、譬うれば猶渇して井を穿ち、闘して錐を鋳るがごとし、亦た晩からずや」というのは、考え方の一つの概説にすぎず、予防医学の具体的な内容はないが、指導思想として後世の医療、保健に大きな影響を与えた。また、病気は早い時間で治療する積極的な思想は『内経』でとても明確されていて、「故に邪風の至るは、疾きこと風雨の如し。故に善く治する者は皮毛を治す。其の次は肌膚を治し、其の次は筋脈を治し、其の次は六府を治し、其の次は五臓を治す。五臓を治するは、半死半生なり」と病気の早期治療の重要性を強調した。

弁証・治療は、漢方医の病気を治療する一つの特徴で、このような治療思想が『内経』に起源したことは、これまで人々に認められてきた。『内経』は病気を治療するために「必伏其所主、而先其所因」「有者は亦必ず之を求むべし。無者は亦必ず之を求むべし。盛者は亦必ず之を責むべし。虚者は亦必ず之を責むべし」「必ず五臓の病態を調べ、その気の虚実を判断し、それを慎重に調える」と強調した。これらの論述は、疾患の本質を解明する上で、主要な矛盾を把握して治療方案を制定することを要求しており、それは単なる病因療法でもなく、単なる対症療法でもなく、疾患がある段階まで発展した総合的な治療方法であり、これは弁証論治の思想基礎だ。

また、『内経』は、患者の個人差、罹病時間の違い及び患者の置かれた地理環境の違いにより、その病気の治療方法もある程度の変化があるべきであることに注目し、人、地、時宜による治療の原則、つまり後世に略称される「三因制宜」を提出した。具体的には、「用寒遠寒」「用熱遠熱」「必先歳気、無伐天和」と、治療や薬を使うときには時宜にかなっているよう注意を喚起する。「西北之気、散而寒之。東南之気、温而収之」「北方は天地の閉蔵する所の域なり。その地、高く、陵居し、風寒冰冽す。その民、野処を楽しみ乳食する。藏寒して満病を生ず。その治、宜しく灸焫すべし。南方は天地の長養する所、陽の盛んなる所なり。その地、下く、水土弱し。霧露の聚まる所なり。その民、酸を嗜み胕を食す。その民、みな緻理にして色赤く、その病は攣痺す。その治、宜しく微鍼すべし」と、病気を治療するには適地による治療が必要であることを示した。「毒に強い患者には重い薬を、そうでないと薄い薬を」と人によって治療方法も変えなくてはいけないと提示している。これらの「雑合以治、各得其所宜(様々な治療法を駆使して適切に治療を行なう)」という指導原則は、漢方医の治療の柔軟性と広範な適用性を体現している。

七　『内経』の方剤（調合した薬剤）に関する論述

『内経』は理論的な医書であり、病気を治療する具体的な方剤についての記載は少ないが、薬物の理論、製法についてはまだ論述があり、同書の中で各編に散在した十三の方剤が記載されていた。薬物理論において、薬物の酸、苦、甘、辛、鹹の「五味（淡の味が加えられることもある）」と寒、熱、温、涼の「四気」を提出し、薬物の性味と機能の特徴について論述した。いわゆる「辛散、酸収、甘緩、苦堅、鹹軟」「気味の辛甘は発散して陽となり、酸苦は涌泄して陰となる」「気厚き者を陽となし、薄きを陽の陰となす。味厚則泄、薄則通。味厚ければ則ち泄し、薄ければ則ち通ず」なのだ。これらの内容は『神農本草経』の方薬理論に関する論述と共に、漢方薬の理論基礎を定め、方薬治療学の重要な理論根拠になった。方薬の組織において、「主病之謂君、佐君之謂臣、応臣之謂使」の製方法則を提出し、病証の軽重、緩急、病位遠近などによって、大、小、緩、急、奇、偶、復（重）の七種類の方剤タイプを制定した。

『内経』の方剤は全部で十三首あり、後代には「『内経』十三方」と呼ばれ、これらの方剤は比較的に簡略だが、漢方医学が一種以上の薬を使って、復方薬を構成して病気を治療するという比較的に早期の記録だ。その内容から見ると、薬や方剤の多岐にわたる内容がある。例えば、薬物の出所はすでに植物、動物と鉱物の三種類を含み、方剤タイプはすでに湯剤、酒剤、丸剤、膏剤などの種類があり、温熨、砭刺、灸などの治療法についても言及していた。方剤の療病範囲には、内科、外科、婦人科などの病気が含まれ、方剤の療病メカニズムについても詳しい説明をした。例えば、蘭草湯の療病メカニズムは「除陳気也」であり、生鉄落飲の療病メカニズムは「下気疾也」だ。「除陳気」とは、蘭に陳腐で壅熱の気を取り除く効能があることを意味する。「下気疾」とは生鉄落の降逆下気（順気ともいう。肺気・胃気の上逆を治療する方法）作用が速いことを指す。また、方薬と結合して病気の病因、病気機序を詳説した。例えば、烏骨芦茹丸を用いて血枯（虚労）を治療し、血枯の成因について「此れ之を年少の時大いに脱血する所あり。若しくは酔うて房中に入り、氣竭って肝傷るに得る。故に月事衰少して來らざるなり」と述べた。

以上の内容から見れば、漢方薬の記載数は多くないだが、複方治療の規模と構造はすでに基本的に整っており、これは当時の漢方薬の方剤に関する理論と方法は、すでに臨床に広く応用されており、これはその後の漢方医学方剤学の発展に影響を与えた。

中国最古の医方書……『傷寒雑病論』

『傷寒雑病論』は、中国医学発展史において初めての漢方医学の基本理論に導かれた臨床医学書だ。それは『黄帝内経』の漢方医学理論を臨床医学の実践に応用し、弁証論治などの原則・方法を柔軟、かつ具体的に外感疾患と内傷雑病の診断、治療過程に体現させ、理論と実践を結びつけたモデルと言えるでしょう。同書に記載された数百種の方剤は、高い臨床実用価値を有し、歴代以来の臨床医師に重用されている。宋代以降、同書の普及面はますます広くなり、その影響もますます大きくなり、特に明清以後、医学界は同書の療病方剤を「経方」と呼び、同書の著者・張仲景を「医聖」と尊称した。

張仲景(一五〇〜二一九)、名は機。仲景は字。東漢(後漢)のころの南陽郡涅陽(河南省鎮平県東北部)の人。史料によると、同郡の張伯祖に医術を学び、長沙太守にもなったため、後世には「南陽」または「長沙」を彼の名前に代用することもある。張仲景は東漢末の乱世で生活し、当時の大多数の士族らは名利、権勢を熱心に追いかけ、医学に対する関心は少なかった。彼は『傷寒雑病論』の序文で「怪しむべし当今居世の士、曾て神を医薬に留め、方を精究し、上は以て君親の疾を療し、下は以て貧賤の厄を救ひ、中は以て身を保ち長全し、以て其の生を養はず。但だ栄勢を競逐し、踵を権豪に企て、孜孜汲汲として、惟名利是れ務む。其の末を崇飾し、其の本を忽棄し、其の外を華にして其の内を悴す」と述べた。また、このような社会状態にある医師は、「経旨を思求して、以て其の知る所を演るを念はず。各々家技を承のぶおもけ、終始旧に順ふ」というだけだ。患者の診断では、「寸を按し尺に及ばず、手を握り足に及ばず、人迎 趺陽、三部を参せず、動数発息、五十に満たず、短期なれば未だ決診を知らず。九候 曾ち髣髴無し。明堂闕庭、尽く見察せず、すなはち所謂管より窺ふのみ。夫れ死を視て生を別たんと欲するは、実に難しと為す」という。一方、当時は災害や疫病が頻繁に流行し、「傷寒」を患っていたため、死者が多く、張仲景家族の二百人余りが、十年もたたないうちに病気で三分の二が死亡し、「余の宗族素多く、向に二百に余るも、建安紀年以来、猶未だ十捻ならざるに其の死亡する者は、三分の有二、傷寒は十に其の七に居る」という。このような状況に直面する張仲景は、「往昔の淪喪に感じ、横夭の救ひ莫きを傷み、乃ち勤めて古訓を求め、博く衆方を采り、『素問』『九巻』『八十一難』『陰陽大論』『胎臚薬録』、并びに平脈辨証を撰用して『傷寒雑病論』に合わせて十六巻と為す。未だ尽くは諸病を愈すこと能はずと雖も、庶くは以て病を見て源を知るべし。若し能く余が集むる所を尋ねなば、思ひ半ばに過ぎん」と述べた。

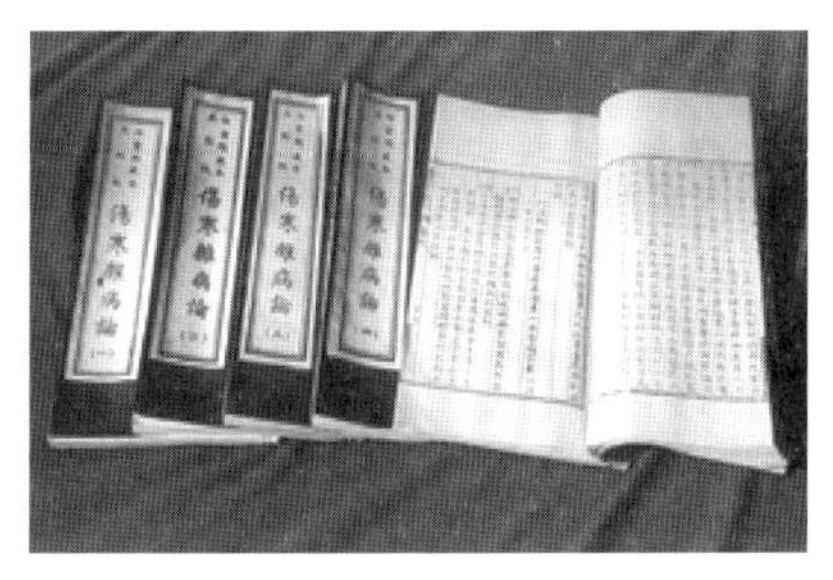

『傷寒雑病論』の見本

これは張仲景の『傷寒雑病論』ができあがっていた社会的背景とその経過だ。

だが残念ながら、当時の社会は不安なために、人々は疲弊し、張氏の原書は当時広く伝わっていなかった。約百年を経て、その中の「傷寒」を論述した部分は、後漢末～西晋初めの医家・王叔和の編纂・整理を経て、十巻になり、『傷寒論』となって、ようやく社会に広まった。「雑病」を論じた部分は、もっと遅い北宋治平年間に、校正医書局の孫奇、林億などが補正し、仁宗の時の翰林学士・王洙によって『金欠乞玉信要略方』という古い伝本の中から編纂された文献資料を新たに整理・校訂し、三巻を作成して『金匱要略方論』として伝えられていた。

『傷寒雑病論』の漢方医学に対する顕著な貢献は、疾病の診断と治療の方面にある。『傷寒雑病論』は、外感疾患の病症と治療を議論することに重点を置いている。同書は『素問・熱論』で傷寒三陽、三陰の病変・発展と証候の表現から、更に系統的な帰納と充実を行い、太陽、陽明、少陽、太陰、少陰、気陰の六つの検証方法を用いて、風寒の邪を主な病因とする外感疾患についての討論を通じて、系統的に太陽病、陽明病、少陽病、太陰病、少陰病、厥陰病の病変規律と異なる発展段階の証候特徴をまとめた。また、異なる発展段階の各種症状の治療方法を制定した。治療の具体的な方法としては、発汗法、清熱法、和合法、催吐法、攻下法、温里散寒法、回陽救逆法などの豊富な治療法を確立し、外感病は六経を綱とする弁証論治体系を確定し、同時に「傷寒」を原始病因あるいは誘因とする各種の変証の診断と治療を討論し、外感病の各段階の主証、兼証、変証の臨床弁治体系を完備するようにした。「金匱要略方論」は主に内科の雑病と少数の婦人科、外科病の症候と治療を討論した。「傷寒」が六経を弁証（病気の原因を突き止め）・治療する綱領であるのに対して、「雑病」の部分は臓腑、経絡を診断と治療の核心とし、病気と症候を突き止める方法で、例えば淋証、血証、虚労、血痺、痰飲、咳、ヘルニア腹痛、そけいヘルニア、胸の痛み、歴節風、嘔吐、コレラ、マラリア、腸癰（悪性の腫物の一つ）、妊娠、産後諸病など全部で六十種類以上の内科、外科、婦人科病証の病因、病機と診断、治療を討論した。その中で病因の概括的な認識に対して、全体的に三因方学説を提出した。「千般の疢難は三条を越えず。一なる者、経絡邪を受け、臓腑に入り内に因るところとなすなり。二なる者、四肢九竅血脈相伝え、壅塞して通じず、外皮膚にあたるところとなすなり。三なる者、房室、金刃、虫獣の傷るところ。これをもって之を詳らかにすれば、病の由はことごとく尽く」といい、後世の漢方医学病因学の発展に一定の影響を与えた。同書の総論にあたる第一編では、「若人能養慎、不令邪風幹忤経絡。適中経絡、未流伝臓腑、即医治之。四肢才覚重滞、即導引、吐納、針灸、膏摩、勿令九竅閉塞。更能無犯王法、禽獣災傷、房室勿令竭乏、服食節其冷、熱、苦、酸、辛、甘、不遺形体有衰、病則無由入其腠理」と未病先防、病気の早期治療の重要性を強調した。その後、各種疾病の診断と治療に対して疾患を認識する構想と方法を提供しただけなく、疾病治療の基本原則を提示した。また多くの具体的な疾病治療の方薬を記載した。従って、『傷寒雑病論』は臨床漢方医学の始祖であり、それは初めて臨床疾病の診断、治療を全面的に体系的に検討し、人に処方・配伍（薬の組み合わせ）及び病症に合わせて薬品使用を加減する方法を紹介した。

『傷寒雑病論』の方剤は、一般的に薬の味が簡潔で、配合が厳格で、主治が明確な特徴を持っているため、高い臨床効果を有した。例えば、悪寒発熱、頭痛身痛の外感風寒表実証を治療する麻黄湯、痰飲と外感を治療する小青竜湯、陽明発熱を治療する白虎湯、湿熱黄疸を治療する茵陳蒿湯、大便下血を治療する黄土湯、熱毒痢疾を治療する白頭翁湯、虚寒泄瀉を治療する桃花湯、寒疝腹痛を治療する大建中湯、腎虚消渇を治療する腎気丸、そして麻黄杏仁石膏甘草湯、大青竜湯、大承気湯、炙甘草湯、大黄牡丹皮湯、当帰芍薬散、桂枝茯苓丸 などは、すべて臨床上の検証を経て、病気を治す効果のある処方箋だ。

また、同書の中で疾病を治療する方法と手段の記録も多彩で、湯、丸、散剤の内服と鍼灸治療以外に、温熨、坐薬、入浴、鼻内用薬、肛門用薬、滴耳剤、浸足と食事療法などの多種の治療法があり、これらの多種多様な治療方法は晋、唐時代の臨床医学に大きな影響を与えた。『傷寒雑病論』の病療方剤は漢方薬の複方剤型を相当な規模に形成させ、後世の臨床漢方医学の模範になり、後世の医学家はそれが創製した方剤を「衆方の祖」と称賛するのは無理ではない。

張仲景は後漢末の優れた臨床医学の大家として、『内経』の医学理論を創造的に発展させ、『内経』の医学に関する思想観念、理論方法、指導原則などの内容を臨床実践と密接に結合させた。その『傷寒雑病論』の出現は、中国医学発展史における一つの記念碑と言え、それは臨床漢方医学の理・法・処方・薬理体系の確立を示していた。張仲景の伝統中医学への貢献は永遠不滅なものだ。

中国最古の本草（薬物）書……『神農本草経』

『神農本草経』は、これまで知られていた漢方薬の発展史上初めて体系化された本草薬学の専門書だ。今では、同書がまとめられた年代は漢の時代と考えられている。だがもとの本はとっくに無くたってしまい、現在見られる『神農本草経』は明清時代から近代に至る学者たち——盧復、孫星衍、孫馮翼、顧観光、王闓運、姜国伊、及び日本人の森立之などが後世に伝わる他の文献資料から、例えば『名医別録』『証類本草』『本草綱目』『千金方』『医心方』『唐本草』『本草と名』『淮南子』『抱朴子』『太平御覧』『爾雅』『説文解字』などを輯本に整理したものだ。整理されたこの輯本は三巻の本と四巻の本があり、内容と前後の順序も多少違っていた。輯本には三百六十五種類の薬が記載されていて、植物薬二百五十二種、動物薬六十七種、鉱物薬四十六種が含まれていた（これは顧観光の輯本の統計による）。各薬物は一般的にその薬性、効用、主治病証、他の薬との配合禁忌、産地、採集時期などの内容が記述されていた。その中に記載された多くの薬物は、その治療効果は後の漢方医の臨床で実証されたため、そのまま使用して依然として衰えなかった。また、漢方薬学科の現代的な発展に伴い、その有効成分は現代薬理学によって明確に証明された。また、同書には、薬物の複方運用のための配合法則、臨床の薬品使用の指導原則などの理論的な内容、および薬物の採集、加工方法などについても述べた。同書は後世の漢方医学本草薬物の発展にとって、川の源のようで、後世にはますます大きくなって雄大な本草薬学の著作は、いずれも本書をもとに発展・拡充してきたものだ。

同書は薬品使用の理論の面で、薬物の四気、五味、異なる剤型の効果の特徴、薬物間の相互作用、君臣佐使の複方配合の運用、病証及び人体の位置の違いと薬物の服用時間の関係、薬物の使用量の多少と病状の軽重の関係などを指摘した。これらの内容には簡単なヒントがあり、文字は多くないだが、すべて要点をおさえる。簡単にいくつか挙げる。例えば、「此七情、合和視之、当用相須、相使者良、勿用相悪、相反者。若有毒宜制、可用相畏、相殺者、不尓、勿合用也」「薬性有宜丸者、宜散者、宜水煮者、宜酒漬者、宜膏煎者、亦有一物兼宜者、亦有不可入湯、酒者。並随薬性、不得違越」「療寒以熱薬、療熱以寒薬。飲食不消、以吐、下薬。鬼疰、蠱毒、以毒薬。癰腫瘡瘤、以瘡薬。……各随其所宜」「病在胸膈以上者、先食後服薬。病在心腹以下者、先服薬而後食。病在四肢、血脈者、宜空腹而在旦。病在骨髄者、宜飽満而在夜」「若用毒薬療病、先起如黍粟、病去即止。不去、倍之。不去、十之。取去為度」などの記述は、すべて精確であり、その中で薬物間の相互作用、相互影響、つまり後代の人が「七情和」といった論述は、後世の漢方薬の複方配伍組合に大きな影響を与えた。異なった薬物を組み合わせることにより、性能・効果が大きく変化するため、共同で使用することで互いに補佐し合い、より大きな効果を発揮することがあり、それぞれ単独での効果よりも数倍強い。ある二つの薬が出会うと一方は他方の薬性を減少させ、効果を発揮しにくくする。ある薬は他の薬の毒性を減らすことができ、毒性のある薬を砲製・加工する時、或いは複方で他の薬の毒性を制限する時によく使われる。ある二種類の薬品自身はすべて毒がないが、しかし二種類の薬品が出会うと大きな毒性が発生し、体を損害するなど、これはすべて古人が長い間の薬品を使用する実践の中で発見、認識、総括した貴重な経験だ。

もちろん、臨床用医薬の実践での継続的な探索と検証に伴い、原書の一部の説法も不正確だ。薬物の砲製加工と剤型に対する記述には、ある薬物は湯剤に適すること、ある薬物は散剤に適すること、ある薬物は丸剤に適すること、ある薬物は薬酒に適すること、ある薬物は各種の剤型に適することを指摘した。例えば、消石宜は「錬之如膏」、ブドウは「酒を作ることができる」、白術、蒼術は「煎餌にすることができる」、牛の角、牛の胆は「丸薬に入ることができる」、開拓蔚子は「浴湯にすることができる」(外用洗剤)、ビャクシは「面脂を作ることができる」(マスクや顔に膏を塗ることができる)、露蜂房は「火熬之良」、雷丸宜は「膏摩を作り、小児百病を治す」ということは、すべて古人の薬品使用経験の総括だ。また、有毒薬物の使用に対して非常に慎重な態度を取り、まず微量、少量から始め、もし病邪が消えることができないならば更に次第に用量を増やし、病邪が消えると直ちに使用を停止することを主張した。薬物に対するマクロ分類は、薬の人体作用によって、上、中、下の三品に分けられ、「上薬は一百二十種、君と為す。養命を主どり、以て天に応ず。無毒。多く服し、久しく服するも、人、傷らず。身を軽くし、気を益し、不老、延年を欲する者、上経に本づく」という。このタイプは大部分が滋養強壮の品に属している。例えば人参、甘草、黄地、ナツメ、ゴム、亀甲など、長く服用でき、「中薬一百二十種臣と為す。性を養うを主る。以って人に応ず。毒なし毒あり。その宜しきを斟酌すべし。病を遏め、虚羸を補わんと欲する者、中経に本づく」という。この種類の薬は無毒あるいは有毒で、中には補虚扶弱の効を果たし、例えば百合、当帰、葛根、竜眼、鹿茸などはそうだ。あるものは抗病去邪の効を果たし、例えば黄連、麻黄、知母、ビャクシ、黄芩など。また、一部の薬物は明らかな補益作用もなく、明らかな邪気を除去する作用もなく、主に陰陽気血不平衡の臓腑機能状態を調整し、「下薬は一百二十五種、佐使と為す。病を治するを主どり、以て地に応ず。毒多し。久しく服すべからず。寒熱・邪気を除き、積聚を破って疾を癒やさんと欲する者、下経に本づく」という。このような薬の薬性は高くて猛々しくて、毒がある者は多数を占め、病気の邪を追い払うことができて、水を流して滞りを積むことができて、例えば大黄、烏頭、ムカデ、ヒル、甘随、巴豆などは長く服用してはいけない。

その中で、各種の薬物の具体的な効果の記載は、同書内容の主体であり、また、分量の最も多い部分でもある。各種の薬物が治療する疾病、症状、症状は百種類以上に達し、範囲は内科、外科、婦人科、五官科などに及ぶ。例えば、人参は虚損を補い、麻黄は咳を止めて喘ぎをやめ、柴胡は熱を下げ、黄芩、黄連は赤痢を止め、茵陳蒿は黄疸を治療し、海藻は癭腫（地方性甲状腺腫）を治療し、蛇床子女性の陰痒、陰瘡を治療し、牛膝は中絶をし、水銀は疥癬などの皮膚疾患を治療し、大黄は胃腸を洗い清め、鬱血・血閉塞などを取り除くことができるなどの記述は枚挙にいとまがない。その中で、麻黄は咳を止めて喘ぎをやめ、黄連は赤痢を止める効果は、現代の薬物学研究によって明確にその有効成分を実証された。時代の背景、社会文化の雰囲気、認識のレベルなど要素の影響で、同書には誤りや残念な点があり、例えば、神仙不死観念の影響で、いくつかの服石、錬丹、修仙などの内容を記述し、またいくつかの人体に有毒な鉱物の薬、例えば雄黄、水銀などを高級品とし、長期的に服用すると長生きする効果があると述べた。また、ある薬物の効果に対する記述、例えば「人体に内在する邪気を払う」など、似たような言い方は間違い、あるいは人々の誤解を招きやすくて、誤った道に引き入れる。

原典を読む

『尚書・洪範』（抜粋）

初一曰五行、次二曰敬用五事、次三曰農用八政、次四曰協用五紀、次五曰建用皇極、次六曰乂用三徳、次七曰明用稽疑、次八曰念用庶征、次九曰向用五福、威用六極。

五行　一曰水、二曰火、三曰木、四曰金、五曰土。水曰潤下、火曰炎上、木曰曲直、金曰従革、土爰稼穡。潤下作鹹、炎上作苦、曲直作酸、従革作辛、稼穡作甘。

『左伝・昭公元年』

晋侯求医於秦。秦伯使医和視之、曰、疾不可為也、是謂近女室、疾如蠱。非鬼非食、惑以喪志。良臣将死、天命不佑。公曰、女不可近乎？対曰、節之。先王之楽、所以節百事也、故有五節。遅速本末以相及、中声以降。五降之後、不容弾矣。於是有煩手淫声、慆堙心耳、乃忘平和、君子弗聴也。物亦如之。至於煩、乃舎也已、無以生疾。君子之近琴瑟、以儀節也、非以慆心也。天有六気、降生五味、発為五色、征為五声、淫生六疾。六気曰陰、陽、風、雨、晦、明也。分為四時、序為五節、過則為災。陰淫寒疾、陽淫熱疾、風淫末疾、雨淫腹疾、晦淫惑疾、明淫心疾。女、陽物而晦時、淫則生內熱惑蠱之疾。今君不節不時、能無及此乎?

『素問・天元紀大論』(抜粋)

夫五運陰陽者、天地之道也、万物之綱紀、変化之父母、生殺之本始、神明之府也。……故物生謂之化、物極謂之変。陰陽不測謂之神。神用無方謂之聖。

太虚廖廓、肇基化元、万物資始、五運終天、布気真霊、総統坤元、九星懸朗、七曜周旋。曰陰曰陽、曰柔曰剛、幽顕既位、寒暑弛張、生生化化、品物鹹章。

『素問・五運行大論』(抜粋)

岐伯曰、……夫変化之用、天垂象、地成形、七曜緯虚、五行麗地。地者、所以載生成之形類也。虚者、所以列応天之精気也。形精之動、猶根本之与枝葉也、仰観其象、雖遠可知也。

帝曰、地之為下、否乎？
岐伯曰、地為人之下、太虚之中者也。
帝曰、憑乎？
岐伯曰、大気挙之也。燥以幹之、暑以蒸之、風以動之、湿以潤之、寒以堅之、火以温之。……
帝曰、寒暑燥湿風火、在人合之奈何。其於万物何以生化。
岐伯曰、東方生風、風生木、木生酸、酸生肝、肝生筋、筋生心。其在天為玄、在人為道、在地為化、化生五味、道生智、玄生神、化生気。神在天為風、在地為木、在体為筋、在気為柔、在臟為肝。其性為暄、其徳為和、其用為動、其色為蒼、其化為栄、其虫為毛、其政為散、其令宣発、其変摧拉、其眚為隕、其味為酸、其誌為怒。怒傷肝、悲勝怒。風傷肝、燥勝風。酸傷筋、辛勝酸。

『素問・金匱真言論』（抜粋）

所謂得四時之勝者、春勝長夏、長夏勝冬、冬勝夏、夏勝秋、秋勝春。所謂四時之勝也。
東風生於春、病在肝、腧在頚項。南風生於夏、病在心、腧在胸肋。西風生於秋、病在肺、腧在肩背。北風生於冬、病在腎、腧在腰股。中央為土、病在脾、腧在脊。
故曰、陰中有陰、陽中有陽。平旦至日中、天之陽、陽中之陽也。日中至黄昏、天之陽、陽中之陰也。合夜至雞鳴、天之陰、陰中之陰也。雞鳴至平旦、天之陰、陰中之陽也。故人亦応之。

夫言人之陰陽、則外為陽、内為陰。言人身之陰陽、則背為陽、腹為陰。言人身之臓腑中陰陽、則臓者為陰、腑者為陽。肝心脾肺腎五臓皆為陰、胆胃大腸小腸膀胱三焦、六腑皆為陽。

帝曰、五臓応四時、各有攸受乎。

岐伯曰、有。東方青色、入通於肝、開竅於目、蔵精於肝。故病在頭。其味酸、其類草木、其畜雞、其谷麦。其応四時、上為歳星、是以知病之在筋也。其音角、其数八、其臭臊。

南方赤色、入通於心、開竅於舌、蔵精於心、故病在五臓。其味苦、其類火、其畜羊、其谷黍、其応四時、上為熒惑星。是以知病之在脈也。其音徴、其数七、其臭腥。

中央黄色、入通於脾、開竅於口、蔵精於脾、故病在脊。其味甘、其類土、其畜牛、其谷稷、其応四時、上為鎮星。是以知病之在肉也。其音宮、其数五、其臭香。

西方白色、入通於肺、開竅於鼻、蔵精於肺、故病在背。其味辛、其類金、其畜馬、其谷稲、其応四時、上為太白星。是以知病之在皮毛也。其音商、其数九、其臭腥。

北方黒色、入通於腎、開竅於二陰、蔵精於腎、故病在渓。其味鹹、其類水、其畜彘、其谷豆、其応四時、上為辰星。是以知病之在骨也。其音羽、其数六、其臭腐。

『素問・異法方宜論』

黄帝問曰、医之治病也、一病而治各不同、皆愈、何也。

岐伯対曰、地勢使然也。故東方之域、天地之所始生也、魚塩之地。海浜傍水、其民食魚而嗜鹹、皆安其処、美其食。魚者使人熱中、塩者勝血。故其民皆黒色疏理、其病皆為癰瘍。其治宜砭石、故砭石者、亦従東方来。

西方者、金玉之域、沙石之処、天地之所収引也。其民陵居而多風、水土剛強。其民不衣而褐薦、華食而脂肥、故邪不能傷其形体、其病生於内。其治宜毒薬、故毒薬者亦従西方来。

北方者、天地所閉蔵之域也。其地高陵居、風寒氷冽。其民楽野処而乳食、臓寒生満病。其治宜灸焫。故灸焫者、亦従北方来。

南方者、天地所長養、陽之所盛処也。其地下、水土弱、霧露之所聚也。其民嗜酸而食胕、故其民皆致理而赤色、其病攣痺。其治宜微針、故九針者、亦従南方来。

中央者、其地平以湿、天地所以生万物也衆。其民食雑而不労、故其病多痿厥寒熱。其治宜導引按蹻、故導引按蹻者、亦従中央出也。

故聖人雑合以治、各得其所宜、故治所以異而病皆愈者、得病之情、知治之大体也。

『霊枢・本神』（抜粋）

故生之来謂之精、両精相搏謂之神、随神往来者謂之魂、並精而出入者謂之魄、所以任物者謂之心、心之所憶謂之意、意之所存謂之志、因志而存変謂之思、因思而遠慕謂之慮、因慮而処物謂之智。

故智者之養生也、必順四時而適寒暑、和喜怒而安居処、節陰陽而調剛柔、如是則僻邪不至、長生久視。

『霊枢・天年』（抜粋）

黄帝曰、人之寿百歳而死、何以致之。……其気之盛衰、以至其死、可得聞乎。

岐伯曰、人生十歳、五臓始定、血気已通、其気在下、故好走。二十歳、血気始盛、肌肉方長、故好趨。三十歳、五臓大定、肌肉堅固、血脈盛満、故好歩。四十歳、五臓六腑十二経脈、皆大盛以平定。腠理始疏、栄華頽落、発鬢斑白、平盛不揺、故好坐。五十歳、肝気始衰、肝葉始薄、胆汁始減、目始不明。六十歳、心気始衰、苦憂悲、血気懈惰、故好臥。七十歳、脾気虚、皮膚枯。八十歳、肺気衰、魄離、故言善誤。九十歳、腎気焦、四臓経脈空虚。百歳、五臓皆虚、神気皆去、形骸独居而終矣。

『傷寒雑病論』（光緒桂林古抄本抜粋）

凡傷寒之病、多従風寒得之。始表中風寒、入裏則不消矣。未有温覆当而不消散者、不在証治、擬欲攻之、猶当先解表、乃可下之。若表未解、而内不消、必非大満、猶有寒熱、則不可下。若表已解、而内不消、大満、大実、腹堅、中有燥屎、自可下之。雖四五日、数下之、不能為禍也。若不宜下、而便攻之、則内虚熱入、協熱遂利、煩躁諸変、不可勝数、軽者困篤、重者必死矣。

夫陽盛陰虚、汗之則死、下之則愈。陽虚陰盛、汗之則愈、下之則死。如是、則神丹安可以誤発、甘遂何可以妄攻。虚盛之治、相背千里、吉凶之機、応若影響、豈容易哉。况桂枝下咽、陽盛即斃。承気入胃、陰盛以亡、死生之要、在乎須臾、視身之尽、不暇計日。此陰陽虚実之交錯、其候至微。発汗吐下之相反、其禍至速。而医術浅狭、懵然不知病源、為治乃誤。使病者殞歿、自謂其分、至令冤魂塞於冥路、死屍盈於曠野、仁者鑑此、豈不痛歟。

脈盛身寒、得之傷寒。脈虚身熱、得之傷暑。脈陰陽倶盛、大汗出、下之不解者死。脈陰陽倶虚、熱不止者死。脈至乍数乍疏者死。脈至如転索、按之不易者其日死。譫言妄語、身微熱、脈浮大、手足温者生。逆冷脈沈細者、不過一日死矣。此以前是傷寒熱病証候也。

『金匱要略・蔵府経絡先後病脈証第一』(抜粋)

問曰、上工治未病、何也。師曰、夫治未病者、見肝之病、知肝伝脾、当先実脾、四季脾旺不受邪、即勿補之。中工不暁相伝、見肝之病、不解実脾、惟治肝也。

夫人稟五常、因風気而生長、風気雖能生万物、亦能害万物、如水能浮舟、亦能覆舟。若五臓元真通暢、人即安和。客気邪風、中人多死。千般疢難、不越三条。一者、経絡受邪、入臓腑、為内所因也。二者、四肢九竅、血脈相伝、壅塞不通、為外皮膚所中也。三者、房室、金刃、虫獣所傷。以此詳之、病由都尽。

若人能養慎、不令邪風幹忤経絡。適中経絡、未流伝臓腑、即医治之。四肢才覚重滞、即導引、吐納、針灸、膏摩、勿令九竅閉塞。更能無犯王法、禽獣災傷、房室勿令竭乏、服食節其冷、熱、苦、酸、辛、甘、不遺形体有衰、病則無由入其腠理。

『神農本草経・序例』(抜粋)

薬有君、臣、佐、使、以相宣摂、合和者、宜用。一君、二臣、三佐、五使、又可一君、三臣、九佐、使也。

薬有陰陽配合、子、母、兄、弟、根、葉、花、実、草、石、骨、肉。有単行者、有相須者、有相使者、有相畏者、有相悪者、有相反者、有相殺者。凡此七情、合和時視之、当用相須、相使者良、勿用相悪、相反者。若有毒宜制、可用相畏、相殺者、不尓、勿合用也。

薬有酸、鹹、甘、苦、辛五味、又有寒、熱、温、涼四気、及有毒、無毒、陰幹、曝幹、采治時月生熟、土地所出、真、偽、陳、新、並各有法。

薬有宜丸者、宜散者、宜水煮者、宜酒漬者、宜膏煎者、亦有一物兼宜者、亦有不可入湯酒者、並随薬性、不得違越。

凡欲治病、先察其原、候其病機。五臓未虚、六腑未竭、血脈未乱、精神未散、服薬必活。若病已成、可得半愈。病勢已過、命将難全。

若用毒薬治病、先起如黍、粟、病去即止。不去倍之。不去十之。取去為度。

治寒以熱薬、治熱以寒薬。飲食不消、以吐下薬。鬼疰、蠱毒以毒薬、癰腫創瘤以創薬。風湿以風湿薬各随其所宜。

病在胸膈以上者、先食後服薬。病在心腹以下者、先服薬而後食。病在四肢、血脈者、宜空腹而在旦。病在骨髄者、宜飽満而在夜。

夫大病之主、有中風、傷寒、寒熱、温瘧、中悪、霍乱、大腹水腫、腸澼下利、大小便不通、賁豚、上気、咳逆、嘔吐、黄疸、消渇、留飲、癖食、堅積、癥瘕、驚邪、癲癇、鬼疰、喉痹、歯痛、耳聾、目盲、金創、踒折、癰腫、悪瘡、痔瘻、癭瘤。男子五労、七傷、虚乏、羸痩、女子帯下、崩中、血閉、陰蝕、虫蛇、蠱毒所傷。此皆大略宗兆。其間変動枝葉、各宜依端緒以取之。

歴代漢方医学人物漫筆

歴代以来の漢方医学者は、慈悲の気持ちで、人間を助け、命を救い、病人の苦痛を取り除くことを自分の務めとしていた。医学を研究し、病気を治療し、人を救う道を探る上で、苦労し、努力し、人を感動させる事績をつづって、数多くの書物を書いた。後世の銘記に値する先賢の中には、名利には淡泊で一生黙って民間に根づいていた「庶民名医」もあれば、出世の途がうまくいかず、「良相に為るを得ず、良医に為ることを願う」という志士・仁人もある。また「貧窮したなら一人その身を修養する。栄達したなら天下を救済する」と言う人がいた。朝廷で官職を務めるだけでなく、余暇に医学を学び、病気を治療した。本篇を読んで、普通の読者は少なくとも見聞を広めることができ、医者あるいは専門の研究学者にも、啓発・参考にすることができると信じる。

漢・唐時代の医学人物

大昔から秦の時代にかけては、すでに多くの医学人物の物語が端的な記録を残した。例えば神農、黄帝、岐伯、伯高、雷公、巫彭、兪柎、扁鵲などはそうだ。だが、詳細かつ確実な史料がほとんどない。中には内容が民話や神話の色彩を持つものもある。本書に書かれた人物は漢代から、基本的に明確な出所と史料から基づいたものだ。中国古代医学の発展史上での優秀な医者、ここで紹介した以外にまだたくさんいる。例えば、劉完素、李杲、張従正、呉有性、張景岳、王清任など。限りがあるので、以下は一部を紹介する。

一　華佗

華佗（一四五～二〇八）、字は元化、別名は旉、沛国（今安徽州市）人。華佗の医術が全面的で、薬も効果があり、人々は彼と董奉、張仲景を「建安三神医」と呼んだ。興味深い現象がある、今多くの人が華佗の尊名を知っているのは、この「神医」がどのように全面的な医術があって、あるいはどのような薬が病気を取り除く医学事跡があることを知っているためではなく、「麻沸散」あるいは『三国演義』で彼と曹操の間の恩怨を知っているためだ。

『三国志演義』は華佗に対する描写が少ないが、華佗の死について広く伝わっているという説はこれに由来するようだ。曹操は非常に重い頭風の病を患い、治せなかった。ある日、華佗を呼び出して自分のために診察させ、彼に何か治せる方法はあるかを尋ねた。華佗は曹操に「麻沸散」を勧め、手術で頭の中の病根を取り出す方法を勧めた。疑い深い曹操はそれを聞いて怒り、華佗が機会を待って自分を謀殺しようと考えたため、人を命じて華佗を殺した。そのため多くの人はこの記述から「麻沸散」を覚え、一代の名医の無実の惨死を知り、曹操の疑り深い性格と暴虐を知った。では、「麻沸散」とは何か。

『三国志』によると、病気が鬱積した患者に対し、針石（古代に病気を治療するために用いられた石針）・湯薬が全部治せない時、華佗は手術切除の方法を考えて治療したという。術前に「麻沸散」を服用させ、わずかな時間がたつと患者は酔死のように感覚を失い、そこで彼は患者の体の病元を切除し、傷口を縫い、軟膏を塗る。患者は目が覚めてからも痛みはあまりなく、数日後には傷が治り、また休養しては完全に回復する。従って、「麻沸散」は、患者に経口投与した後に酔死するような薬物であり、その目的は手術の円滑な進行と患者の手術苦痛を減らすことであり、性質的には現在医学で使用されている麻酔薬と類似しているが、その発明者は華佗だ。実際、このように酒と一緒に「麻沸散」を服用して外科手術を行う方式は世界の全身麻酔手術の先例であり、欧米で十八世紀初めに始まった全身麻酔手術技術より千六百年余り早く、華佗も「外科の開祖」「外科の聖手」と後代に認められた。しかし『三国演義』の記述を見ると、華佗はまさかこのような人を救う優れた医術が自分に殺生の災いをもたらしたとは思わなかった。それでは華佗は本当にそのせいで死んだのか。

『三国志』には華佗の死因について別の記述がある。華佗は侍医として曹操の病気の治療を命じられたが、故郷に帰りたくて、病気の妻を見舞いたいという理由で休暇を取って家に帰った。結局曹操は何度も彼を呼び戻したが、華佗はずっと妻の病気が治らないという言い訳で休暇を延長した。疑い深い曹操は使者を華佗の故郷に派遣し、華佗の妻が本当に病気になったら華佗に恩賞を与え、もし彼がうそをついているのなら、彼を朝廷に連行して厳罰に処すと言った。使者は華佗の家に行ったが、華佗はやはり嘘をついていた。曹操の命令で華佗を送り返し、刑務所に入れた。曹操は華佗が彼自身の優れた医術で自慢し、自分の王権を蔑視していると思い、華佗に死刑を命じた。

『三国演義』は明代の演義小説で、『三国志』を最初の原典としていたが、体裁から見れば、小説は多くのフィクションが存在することがあった。だが、『三国志』は正史（紀伝本で書かれた中国歴代の歴史）の範囲に属し、成書年代も華佗の時代に近い。ここから推察すると、『三国志』での華佗の死因の記述はもっと真実だ。『三国志』から見ると、華佗の優れた医術はまさに「神医」という名に恥じないものだった。例えば、記載によれば、厳昕という人物が友人と一緒に華佗を訪問し、華佗はその顔色を観察したところ、急病と判断し、絶対に酒を飲まないように注意したという。しかし、厳昕はそうとは思わず、結局家に帰る途中で発病し、その晩に魂は西の天に帰った。これは華佗が非常に強い望診能力があり、時には一人の顔色だけで病気の発展過程を予知することができることを示した。また、二人の軍吏——児尋と李延は同じ日に体が熱く、頭が痛いと訴えていたが、華佗は異なる処方を出して彼らを治癒した。児尋には下痢の薬で、李延には発汗剤を使った。そこである人は華佗にどうして同じ病気には違った薬を使うのかと尋ねた。華佗は、二人は同じ症状を示したが、児尋は裏熱証による頭痛だため、必ず下痢をしなければならない。李延は表証なので、発汗の方法で治療したと言った。これも「弁証論治」に対する比較的早い運用だ。

『三国志』の中で華佗が救死扶傷（命を救い負傷者を助ける）の例は枚挙にいとまがないが、彼の医術は非常に全面的だった。呉普と樊阿は華佗の愛弟子で、華佗の貴重な医学経験を受け継いた。樊阿は鍼灸の術が得意で、華佗の優れた水準にはまだまだ及ばないが、その時すでに有名になっていた。呉普が九十歳まで生きたと伝えられているが、歯が丈夫で、腕がしっかりしていた。その秘密は華佗から伝授された「五禽戯」を毎日練習していたからであり、華佗の医術はいかにすばらしいものだったことがわかる。現在多くの人は医術の優れた医者を見るたびにそれを「華佗の生き替え」あるいは彼を「当世の華佗」と称している。しかし、残念なことに、華佗が拘禁された時には、気の弱い牢屋の管理者は彼のために医学書を保管することを拒絶した。悲しい華佗は全書の下書きを焼き払ったので、華佗の医学思想と医者のやり方については、呉普の著した『呉普本草』といくつかの史料文献の断片的な記載からしか窺い知ることができない。

二　張仲景

「医聖」張仲景は中国医学史における一座の巨碑と言える。名は機。字は仲景。漢桓帝の和平元年（一五〇）に生まれ、漢献帝の建安二十四年（二一九）に没し、涅陽県（今河南鄧州市穣東鎮）の人だ。長沙で太守をしたことがあったため、「張長沙」とも呼ばれた。『傷寒雑病論』では、多くの方済種類を述べただけでなく、漢方医学の弁証論治のために理論的基礎を打ち立て、後世の漢方医学の発展に大きな役割を果した。張仲景は没落した官僚家庭に生まれ、乱世に生まれたが、少年時代は勤勉で、医者を志した。「戦乱の後には必ず凶年がある」という。連年の戦いによって、住みかを失った難民が野に満ちあふれ、疫病が流行した。このような惨状を曹植は『説疫気』の中で、「建安二十二年、癘気流行。家家有僵屍之痛、室室有号泣之哀、或闔門而殪、或覆族而喪」と詳しく述べた。疫病の流行は、常に一族を失った。張仲景の家族は、同じく疫病の影響のため、十年間に二百数人からもとの三分の一に激減し、しかも多くの人が傷寒で亡くなった。このような退屈で悲惨な状況と家族を失った悲しみから、張仲景は志を立てて社会を救う方法を探しだした。そして彼は勤めて古訓を求め、博く衆方を采り、やっと長年の努力で経典の『傷寒雑病論』を書きあげた。

『傷寒雑病論』は漢方医学史上初の臨床治療に関する書籍だ。同書の中で言う傷寒とは、寒邪による発熱性の病気のことだ。現代医学で言われているチフス（細菌による腸管感染症）とは同じ概念ではない。同書で

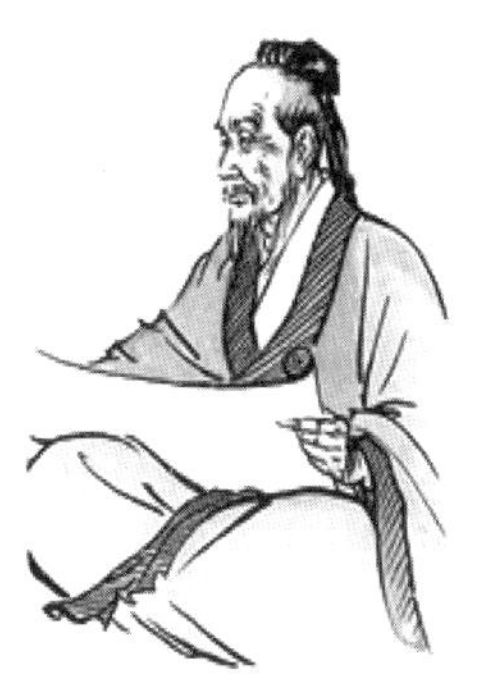

張仲景の肖像画

は、張仲景は外感熱病の症状を六つの症候と八つの弁証綱領に細かく分け、病気の発展段階を分析し、弁証性治療を行う。六つの症候はすなわち六経で、太陽、陽明、少陽、太陰、気絶陰、少陰を含む。八つの綱領は、陰、陽、表、里、寒、熱、虚、実を指す。病変の各段階に同じ症状があり、それによって変化するので、ある段階に対して的確に薬を選択し、治療を行うことができる。これこそが「六経弁証」という思想であり、全体を見て、病気を総合的に分析し、病理の本質を把握することを強調していた。患者の体質も、抵抗力も違う。様々な病気が体内に侵入する深さ、病気の進行状況、緩急性も違う。だから具体的な状況によって個別的な分析と治療を行うことは特に必要だ。張仲景が提出したこのような弁証論治の思想観念は、臨床実践に対して深遠な指導作用があり、これは彼の長年の医学実践に基づいてまとめたものだ。

記載によると、便秘が多いため、食欲がなく、体が弱い患者が張仲景に診察してもらおうとした。張仲景は他の医者のように下剤で彼を治療したのではなく、はちみつを細かく焼いて錠剤にし、患者の肛門に詰めたが、このやり方を人々は理解できなかった。張仲景は「患者の体が弱いため、下剤を使う方法で体内の高熱を排出するには適しない。この方法だと、薬錠が腸の中で溶けて熱邪を老廃物と一緒に排便し、患者をより早く治す」と説明した。彼はずっとこのような「弁証論治」の思想で病気を治して人を救うことができた。しかもこの話は、中国で肛門塞栓剤の通便法を応用したこれまでの比較的早い記録だ。

張仲景は『傷寒雑病論』で多くの治療法を記録し、多くの創造性が富んだ方剤を収録したので、同書には「方書の祖」といった名も知られるようになった。検証によると、同書に記録された三百以上の方剤は、薬物の配合が精錬で、主治を明確にした。例えば、柴胡湯、麻黄湯、青龍湯、白虎湯、桂枝湯、麻杏石甘湯などは著名な方剤であり、今でも臨床に応用され、治療効果が顕著だ。また、民間療法を収集し、縊首や食中毒などの応急手当の方法も収載しており、処方の補完とも考えられる。『傷寒雑病論』は、中国の方剤学の発展のために基礎を打ち立て、かねてから漢方医学研究者から推賞された。その影響は国境を越えて、アジア諸国、特に日本に対して深い影響を与えた。伝説によると、日本の歴史上の「古方派」は張仲景を宗とし、今でも日本の漢方医界では、張仲景処方は依然として人気があり、仲景処方は依然として漢方処方と成薬製剤の主流だ。

張仲景の一生は彼の優れた医術で無数の庶民を救い、中国の医学発展に大きな貢献をした。多くの地方で百姓は彼が亡くなった後に彼のために祠や像を建て、彼の恩徳を感銘して尊崇している。特に彼の故郷、河南省にある「南陽医聖祠」では、民衆が自ら参拝や記念に訪れている。「医聖を拝む」「紙を折り畳んで医者を求める」「羊の頭を触る」「聖水を受ける」などは、医聖を祭る主な活動内容だ。この祭りは河南省初の無形文化遺産リストに登録された。

三　皇甫謐

皇甫謐は中国古代の医学史に数少ない医学、文学兼通の名家の一人だ。名は静、字は士安、号は玄晏先生。建安二十年（二一五）に生まれ、太康三年（二八二）に没した。魏から晋に入る動乱の時代に暮らす。皇甫謐の生い立ちは険しかった。彼はもともと後漢の名家に生まれ、曾祖父は漢太尉の皇甫嵩だが、彼が生まれた時、家道はもう衰えていた。幼児期に叔父の養子にされ、安定朝那（現在の甘粛省平涼、霊台）から河南新安（現在の河南省澠池付近）に引っ越した。少年時代から医学を志し、勤勉で苦学した医学者とは違って、彼の少年時代の大半はぶらぶらしながら過ごした。二十代のある日、親孝行な皇甫が継母に新鮮な果物をプレゼントした。継母は感動できず、むしろ泣きながら「あなたがどんな良いものを持ってきても私は本当の親孝行だと思えない、この年になってまだ遊び回っているあなたを見て安心できないわ。以前の孟母三遷は孟子のために良い環境を作っていたけど、あなたがこのように向上心を求めないのは、母の私が責任を果たしていないからかもしれません」と言った。継母の言葉に、皇甫謐は恥ずかしさを覚え、発奮して本を読み、常に手から書物を離さなかった。数年の努力の末、彼は当時有名な学者になった。

皇甫嵩は静かな性格で、無口で学問に一意専心し、功名利禄の思いがなかった。三十歳の時に、彼は史料の中で漢前紀年の欠落を発見し、広く書物を読み、『帝王世紀』『年代記』などを著し、史料の不足と編年の欠落を補った。皇甫嵩は四十代のころ、風疾（漢方で中風をいう）を患い、医学に没頭し、『針灸甲乙経』を著して以来、名声を博した。当時魏の相だった司馬昭は、その名声を慕って彼を召還したが、貧しい生活を送っていたので、皇甫謐はやんわりと断った。その後、晋の武帝は何度も入朝を呼びかけたが、いずれも皇甫謐に拒絶された。武帝はその才能を愛し、彼に多くの本を贈り、皇甫謐は以後学問に傾倒し、著述に没頭した。晩年には『篤終論』を著し、『黄帝鍼灸甲乙経』を刊行した。

中国の民間では「久病成医（長患いをすれば病気に詳しくなる）」という俗語があり、『鍼灸甲乙経』は皇甫謐が長らく病んだ後の医学に対する探求の苦労作と考えられる。魏晋の時代に多くの人が「寒食散」（紫石英、白石英、赤石脂、鍾乳、石硫黄という五種類の鉱物性薬材を用いるところから「五石散」とも呼ばれる）というのは体を軽くして、人を仙人にさせる良薬だと考え、「寒食散」の服用は盛んになって一つの風潮になった。実際のところ、体が軽いという幻覚は、「寒食散」を服用した後の非常に短期的な効果であり、長期に「寒食散」を服用すると体内の燥熱（漢方医学で、乾燥して熱いこと）を招き、重症者は中毒死する。皇甫常はこのような悪弊に巻き込まれ、長期にわたって「寒食散」を服用してひどい「風痺症」（現在の痛風に近い）に罹患し、鍼灸の研究に苦心して病痛の緩和を図った。『素問』『針経』『明堂孔穴鍼治要』という三つの医書に対する総合的な比較を経て、彼は三つの医書は互いに補い合うが、重複と論説が及ばないことを発見した。そこで彼は添削をし、また自分の実際の経験を結び付け、後世に影響の深い『鍼灸甲乙経』を編纂した。同書は全部で百二十八編で、経絡のつぼに対して比較的に全面的に研究を整理した。そして、当時の総穴数のツボ六百五十四個（単穴四十八個を含む）を修正した。また、各部分のつぼの適応証と禁忌について説明し、操作方法を詳しく記述した。同書は中国で現存している最古の理論を実際に結びつける鍼灸学の専門書であり、「漢方医鍼灸学の祖」と呼ばれ、鍼灸・経絡学の研究に根拠を提供し、唐代の太医署は同書を教材として鍼灸学を教授した。その後、同書は日本や朝鮮にも伝わり、国際的にも大きな影響を与えた。

四　王叔和

王叔和（二〇一～二八〇）は、漢末晋初の有名な医者だ。名は熙。高平（現在の山西省高平市）の人。一説によれば、現在の山東省鄒城市東南の人と言われている。中国古代医学史において、彼の主な貢献は『傷寒論』を整理し、『脈経』を著したことだ。王叔和は小さい頃から興味が多く、少年の時には経史百家に精通していた。その後、戦乱を避けるために、家族と一緒に荊州に移住し、張仲景の弟子である衛洪と知り合った。衛洪の影響を受け、王叔和は次第に医学に興味を持ち、医道を研究し始めた。彼は静かな性格で、医学に専念でき、病原を深く追究し、古法を尊重するが、古法にこだわらず、なるべく多くの人や自然物を教師とした。衆長を博するようになってから、王叔和の医術は日ごとに進歩し、ついに有名になった。彼は曹操の軍医として推挙されたという。その後、王府侍医、皇室侍医などを歴任し、太医令にまで昇格した。王叔和は特に脈診が得意で、多くの難病を治し、特に太医令の時、彼は大量の医薬学の著作を読む機会があった。彼は扁鵲、華佗、張仲景など多くの医学家の脈診理論学説を吸収した上で、数十年の潜心研鑽を経て、そして自分の臨床経験を結合し、ついに『脈経』という中国初の完全で系統的な脈学専門書を書き上げた。同書は十巻、九十八編に分かれ、計十万字余り、西晋以前の脈拍学経験に対する系統的な総括だ。同書は脈の生理、病理変化を二十四種類の脈像に分類し、脈学を正式に漢方医の疾病診断の一つの科学になった。

時代の動乱によって、連年の征戦で多くの貴重な文献が無くされ、張仲景著の『傷寒雑病論』もこのような悲運を逃れることができなかった。このような状況に直面し、当時太医令を担当していた王叔和は全力を尽くして探し、収集した文献に対して心を込めて整理し、ついにこの偉大な医学著作を保存し、後世に伝えられた。今日私達が見た『傷寒論』は王叔和が『傷寒雑病論』の傷寒に関する部分を整理したもので、重要な歴史的な価値がある。

また、王叔和は養生についても独自の見解を持っており、起居・飲食の面からの調整を行い、病を除き寿命を延ばすことを主張した。例えば、彼は飲食を適量と考え、乱雑なことは避け、この観点は中国の飲食制度の養生に対する最も早い系統的な論述だ。

五　葛洪

東晋の葛洪は中国の歴史上での独特な人物であり、この独特さは彼が学んだことが多く、渉猟が広いことにある。彼は道士でまた医者でもあり、古代の社会科学、自然科学など多くの分野にわたって関与していた。医学・薬学の観点から、葛洪は原始実験化学の資料を提供してくれて、中国の臨床急病医学と免疫学に一定の貢献をした。

葛洪（二八四〜三六四）、字は稚川。号は抱朴子、丹陽郡（現在の江蘇文容）の人。彼はもともと官吏家に生まれ、少年の頃からなんでも学んだが、家道が衰えると、軍隊に身を投じ、後に方術（不老不死の術や医術・易占など、方士の行う術）を学び、錬丹と著述に専念した。

葛洪の一生の心血は基本的に『抱朴子』という本に集中し、これは彼の一生の思想の結晶だ。医学・薬学の観点から、同書は大量の錬丹方法を紹介し、多くの丹薬（漢方で錬り薬）の情報と物質の変化を記録した。それらは彼の錬丹の経験に対する総括であり、古代の化学実験に対する知識の紹介と見なすことができる。例えば、丹砂（硫化水銀）が加熱されると水銀が分解され、水銀に硫黄を加えると黒色の硫化水銀が生成し、赤色の硫化水銀に変化することが記録されており、化学反応の可逆性が発見されているなどだ。これらの記録は後日の化学実験に貴重な資料を提供した。『抱朴子』は中国の晋代以前の錬丹技術に対する系統的総括であり、葛洪は中国製錬の歴史において、「承前啓後」（受け継いだもので未来を切り開くこと）の重要な役割を果たした。

葛洪は道家でありながら、道士も医術を兼習すべきだと主張した。葛洪は医学について知らなければ、修道生活の中で病気にかかると、病気から脱することができない。そうすると長生きもできないし、命も保てないと考えた。だから彼は苦心して医学を研鑽し、『肘後備急方』（略称は『肘後方』）を著し、肘についたように持ち歩き、突発的な病気を治すための医学書という意味だ。同書は大量の救急医療の処方を記録し、使用した薬物の大部分は見つけやすく、しかも価格は安いで、救急医療の処方は探しにくく、しかも高価な弊害を避けた。また、多くの病気や治療法についての記載は世界で初めてだ。例えば「沙虱毒」（いわゆる「ツツガムシ病」）の記載はアメリカより千五百年以上も早かった。「恐水症」

（いわゆる「狂犬病」）、天然痘の発病記録及び治療方法はいずれもヨーロッパより千年余りより早く、特にその中で両者の治療方法に対する免疫学の思想が芽生えた。また、灸の治療法を強調し、灸の治療法をわかりやすく表現した。葛洪の聡明さと英知は中国の医学事業の発展に大きな貢献をした。

六　巣元方

隋代は国の運命が短く、医学の大家が少なかったが、この頃の巣元方は中国医学の発展史において重要な地位を占めていた。史料には、巣元方の生涯についての記述は少ないが、大業年間（六〇五～六一六）に太医博士、太医令を務めたことが知られている。しかし、彼が書いた『諸病源候論』は中国で初めて病因と症候について専門的に論述した医学書で、漢方医学の病因学、証候学理論の系統的な確立を示した。隋の「太医署」は最初に記載された壮大な規模の官立医学教育機関だ。大業六年（六一〇）、巣元方は詔を奉じて『諸病源候論』の編纂を主宰した。同書は漢方医学病因学の大作で、五十巻、六十七門、千七百二十論に分け、内容は内、外、婦、児、五官、口歯、骨傷などの多科の病症を含む。同書は病源、病候に対する検討を最優先にするため、各論には、疾病発生の原因、病理、病変を記述した後に、同書の中に添付したのは導引（道家の養生術）などの治療方法だけであり、治療の方薬を含まず、病因・病理の解釈及び症候の記述に対する探求の高いレベルを体現し、高い資料価値がある。

『諸病源候論』は多くの疾病の病因に対して比較的に系統的、科学的な論述がある。例えば、腸管寄生虫の記載について、巣元方は条虫症が熟していない牛肉を食べたことによる病気であることを指摘した。同書の中には「蛇瘕」の病気になることについての記録もあり、今私達が言う「ぜん虫」は、その形が蛇に似ていて、発病する時よくからまっているのが瘕（寄生虫）に似ていることから命名された。巣元方は、不潔な食べ物を食べたり、汚い井戸の水を飲んだり、スナネズミの精を飲んだりするなどの悪い食習慣が同病の病因だと考えた。「漆瘡（漆の毒に感じて生じる毒物性皮膚炎）」について述べたように、病因学という分野の空白を埋めた。同書によると、同じ漆に触れても、ある人はすぐに反応があって顔が痒くなり、さらに胸や腕、全身が痒くなる。だがある人は一日中、漆と一緒になっても顔色ひとつ変えない、泰然自若としている。これらの漆に反応する人は、手で患部を掻くと、赤い腫れが急速に広がり、深刻なものは豆のような大きな瘡ができ、膿瘍や痛みが生じ、苦痛でたまらない。これは個人の体質によって違い、体内の稟賦（生まれつきの素質）が漆に対する忍耐力に欠けている人もいれば、強い人もいる。老若男女関係なく、皆漆に反応することもできるし、反応しないこともある、と巣元方は考えた。これは実際に接触性アレルギー性病変の認識であり、その中で個人差についての議論は十分適切だ。大量の臨床経験と慎重な観察がなければ、著者はこのような記録と記述を得ることが困難であり、これらの論述はすべて実際に合っていると言える。実験を支える測定・観察機器がなかった歴史的条件で、著者はこのように細かく観察でき、そしてこのように推定することは非常に貴重だ。

また、巣元方は肺結核、脚気などの伝染病に対して比較的詳しい記録を行った。養生においても、歯の健康が歯磨きにつながると説いた。また、腸吻合術の手順、縫合、看護などの方法、さらには人工妊娠中絶についても言及し、千年後の我々に当時の外科手術の発展状況を知らせることができた。『諸病源候論』では、病因・病症についての記録と検討が豊富で、かつ明確で分かりやすく、後世の病気の病因についての検討に詳しい資料と根拠を提供した。例えば、唐代の孫思遠の著書『千金要方』『千金翼方』、王燾の著書『外台秘要』、宋代の『太平聖恵方』などはいずれも巣元方の『諸病源候論』に基づいて病因を検討し、論述した。『諸病源候論』は『巣氏病源』とも呼ばれ、巣元方は中国の医学史に大きな功績を残した歴史的な地位を示した。

七　孫思邈

唐代の孫思邈は中国古代医学史において伝奇的な人物だ。彼は京兆華原（現在の陝西銅川市耀州区）の人と伝えられ、老荘を得意とし、仏典を通じ、養生に長じた。彼の年齢については諸説あるが、百六十八歳まで生きたとする説、百二十歳、百四十一歳まで生きたとする説があるが、一〇一歳という説が多かった。いずれにしても歴史上まれに見る百歳を超える長寿老人の一人であり、養生にも長けているとする説が有力だ。孫思邈は内科、外科、婦人科、小児科、五官科、針灸科などの各科に精通しているほか、薬物学にも深く研究しており、多くの優れた見解は中国医薬史の先駆けとなり、人々から「薬王」と称されている。彼の一生は医学の素養を重視し、患者を差別せずに治療することを主張し、中国で初めて医学の体系的論述を行った人だ。これらの思想と彼の主要な医学成果はほとんど彼の著書『予備急千金要方』（すなわち『千金方』）『千金翼方』の中に残っている。特に『備急千金方』は中国史上初の臨床医学百科事典であり、海外では「人類の至宝」と称されている。

孫思邈は一生を通じてたくさんの本を著したと言われている。『千金方』『千金翼方』のほか、『摂養論』『太清丹経要訣』『枕中国方』などの数十種の医書を著していたが、それらの多くは失われており、だから、私たちは今日、完全に保存されている『千金方』『千金翼方』の中から彼の医学思想を体得することしかできない。「千金」と名付けたのは、人間の命は千金の重さをはるかに超えて、この世で最も貴重なものであり、本の中の

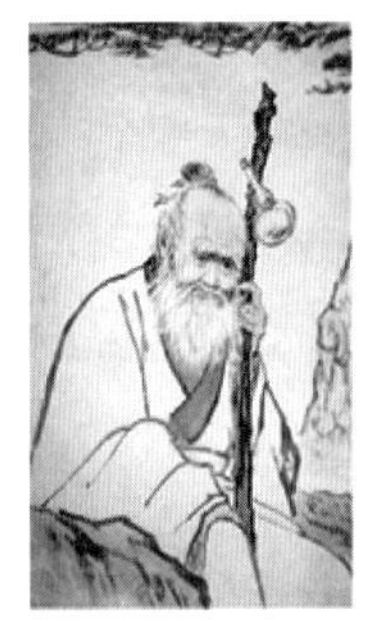

孫思邈画像

薬で人命を救助することは医学の本当の価値だと考えたからだ。孫思邈は少年の頃から医者を志し、二十歳から病気の治療を始めたと言われ、彼の足跡は峨眉山、終南、江州などに広がり、太白山に隠居して医者をしながら薬を採集し、臨床から経験を吸収して『千金方』という医書を書いた。そのため、同書の内容は基礎理論から臨床各科に及び、理、法、処方、薬の諸方面の完備を実現した。衆家の所長を吸収したため、同書の中で典籍の資料は豊富で、民間の単方（一味の薬または簡単な薬からなる方剤）・験方（効き目のある方剤）はそろえて、極めて高い医学の価値があり、方剤学の発展に巨大な貢献をした。

それだけではなく、『千金方』に掲載された内容は、孫思邈の幅広い医学知識、機知に富んだ思惟と巧みな医術を体現した。記載によると、ある患者は排尿が困難であり、実際に蓄尿（尿閉）症にかかり、たまたま孫思邈は患者の苦痛の様子を見て、彼に薬物の干与を行うのはすでに効き目がないと感じた。その時、彼は近所の子供がネギのチューブを持って吹いているのを見かけた。ネギ管は細くて柔らかくて尖っていて、それを体内にパイプとして挿すと、排尿に役立つかもしれないと思った。そこで一本のネギのチューブを選び、火に通し、また尖った端を切って、ゆっくりと患者の尿道に挿し込んで、更に力を入れて息を吹いた。少し時間を待つと、やっぱり尿はネギのチューブから排出され、患者の苦痛もなくなった。孫思邈はこれで世界の導尿術の発明者となった。

また、『千金方』は食事療法、養生、養老に大きな貢献をした。孫思邈は薬草を使って牛に飲ませ、牛乳を使って病気を治し、美容剤を民間に処方した。彼の医学思想は現代医学に対しても積極的な指導・推進の役割を果たしているといえる。

称賛すべきことは、孫思邈は中国古代医学史において初めて医療道徳規範を論述した人だ。彼は著書した『大医精誠』を『千金方』の巻頭に置き、医師の道徳的修養に対する彼の重視と関心を示した。作者から見れば、医者は優れた医術を備えるだけでなく、真心と仁愛の心も持つ必要だ。このような仁愛は、病気を発見したら速やかに助けなければならないということだけではなく、病人に対して貧困と裕福を差別しないこと、病人を嫌っていけないこと、見殺しにしてはいけないことなども表している。病人を自分の家族と見なし、損得にこだわらず、患者を治療しなければならない。これは医者として必要な基本的な素質であると孫思邈は思っていた。また、合格な医者として、急患に直面し、慌ててはいけないし、後先を考えずに患者を治療してもいけない。大胆かつ細心であり、高度な責任感で患者を治療しなければならない。これらの素質を備えた医者こそ命を託すことができる良医だと述べた。彼のこの論説は後世の医者の道徳的修養に大きな影響を与えた。

孫思邈の一生の経歴から見ても、彼は実際の行動で『大医精誠』の具体的な内容を解釈した。彼の医療経験においては、自分の損得のために病人に治療を誤ったことは一度もなかった。彼は自ら湯薬を百日余り煎じて、有名な詩人の盧照隣に風疾（漢方でリューマチや痛風などの病気）を治療し、自宅で休養させたことがある。彼の一生は名声が広く伝わっていたが、名利には淡泊だ。記載によると、唐の太宗、高宗は何度も彼を朝廷に招請したが、孫思邈に丁重に断られたという。彼はずっと山林に隠れて暮らし、さっぱりで淡々とした生活続け、真心をもって医療をし続けた。

孫思邈は生涯の時間を人の病気を治して救うために用い、医書を著した。彼を記念するために、多くの場所に「薬王廟」が建てられた。多くの道教の宮観も「薬王殿」を設けて彼を祭っていた。孫思邈は中国古代医学発展史の一里塚のようで、上は秦、漢、魏、晋を承けて下は宋、元、明、清につなげる人物だ。彼は漢方医学の発展に大きな貢献をし、その学説は中国古代医学の発展史における宝物だ。

宋・元・明・清時代の医学人物

一　王惟一

北宋の王惟一は著名な鍼灸学者と医学教育家だ。本名は王惟徳で、太宗雍熙四年(九八七)に生まれ、英宗治平四年(一〇六七)に没した。彼は鍼灸の道に詳しく、仁宗の時には尚薬御に任ぜられ、彼が編纂した『銅人穴針灸図経』は宋代以前の鍼灸学思想に対する系統的な総括だ。彼が鋳造を監督した二つの鍼灸銅人は、鍼灸学の発展、特に鍼灸学教育の発展に大きく貢献した。

王惟一は北宋の医学教育、鍼灸学の分野に対して巨大な改革を行った。当時の医学界では鍼灸学が盛んだったが、古代の医学書を研究している時、王惟一は鍼灸学に関する内容の誤謬が多かったことを発見した。何度も上疎を経て、朝廷はついに彼に鍼灸図経の編纂を司会するように命令した。彼の司会で編纂した『銅人穴鍼灸図経』はついに一〇二六年に完成した。当時、同書は全部で三巻に分けて、完全な図面、経穴に対する系統的な標注と紹介を含んで、内容は豊富で、使用価値が強い。同書の中で人体の三百五十四のつぼを十二経脈によって連結し、つぼの名前を標記し、絵にしただけでなく、各つぼの間の距離の長さ、針治療の深浅の尺度を直観的に描写した。銅人の異なったツボに対応する主治、効能などの注釈が詳しいため、人々は比較的正確にツボを見つけ、そして治療する病症を調べることができる。『宋史・芸文志』によると、南宋（金・大定）の時に補注されたため、『鍼図経録』五巻にも登場した。

鍼灸の取穴を更に直観的に見せるため、王惟一は自ら銅人を設計し、しかもモールド、成形などの鋳造の段取りを監督し、穴の位置に対する精確な考察と技術による難関を攻略した後、一〇二七年に二つの鍼灸銅人の鋳造に成功した。鋳造した銅人は普通の人と大きさが似ていて、銅鋳臓腑で胴体を充填し、体表に三百五十四個の穴を刻んだ。これらの穴は水銀で満たされており、水銀の流出を防ぐため、穴の外に黄蝋（蜜蜂の巣から製した黄色の蝋）で封じられている。受験の時、医学生は先生の出題に従って針を刺し、針が正確に刺さると、その穴から水銀が流れ出し、逆に挿入することができない。この発明創造は中国古代医学の発展、特に鍼灸学の教学に対して積極的な推進作用を果たし、今でも実用価値と啓発意義がある。

『銅人穴針灸図経』から鋳造した二人の銅人まで、王惟一は厳格な科学態度で自分の鍼灸学に対する所得知識を溶け込んでいた。彼の功績をたたえるため、宋の仁宗は『銅人穴針灸図経』の成書の経緯と銅人の鋳造過程を石碑に刻み、後世に伝えるように命じた。北宋初年のこの医学の創挙は中国の鍼灸学の発展に顕著な貢献をしただけでなく、医学教育及び鍼灸の臨床実践に対しても積極的な指導作用を果たしたといえる。

二　銭乙

中国古代医学の発展史において、扁鵲、華佗、張仲景などの多くの名医はかつて小児科に対して研究をしたが、本当に小児科を独立した学科に発展させたのは北宋時期の有名な医者・銭乙によって実現されたのだ。

銭乙の字は仲陽。原籍は浙江銭塘。祖父が北遷のため、東平鄆州(現在の山東省鄆城県)の人となった。北宋の明道元年（一〇三二）に生まれ、徽宗の政和三年（一一一三）に没し、小児科学者として有名だ。医名が広く伝われていたため、翰林医学士に封じられ、太医院丞となった。彼は医学書を多く読み、臨床に励み、豊富な医学経験を積んだ。『小児薬証直訣』『傷寒指論微』『児孺論』などは中国医学史における貴重な財産になった。残念ながら、後二部の著作はもう散逸した。後代の人は彼の『小児薬証直訣』から彼の優れた医学技術を学び、彼の医学思想を味わうことしかできない。銭乙は同書の中で二十三の病例を記載し、百十四の方剤を作って小児の生理、病理と方薬など諸方面に関連させ、小児疾患に対する「弁証施治」の思想を反映した。『小児薬証直決』は中国で現存している最初の小児科に対す系統的な論述の専門書だ。そのことで銭乙は「小児科の聖」「幼科の開祖」と尊ばれた。

小児病の診療は従来、医者からは難しい治療とされてきた。子供の脈ははっきりしていなく、また診察の時にもよく泣いている。脈診の角度から見ると、子供の脈拍は分かりにくいことが一つ目の問題点だ。第二に、子供は気骨が弱く、情緒や表情が無常であるため、望診のみで病態を把握することも困難だ。第三に、子供が小さいので、言語の表現能力がまだ足りなく、問診の角度から見れば、病気に対する感知の程度が分かりにくいのだ。また、子供はまだ成長しきっていなく、五臓六腑が弱く、薬品の使用が少しでも適当でないと、病状が複雑になり、悪化しやすいため、小児科も「唖科」と呼ばれている。銭乙の素晴らしいところは、彼が小児疾病の診断と治療は困難なことだとよく知っているが、この分野に対して苦心して研究し、四十年以上の時間をかけて教訓をまとめ、経験を積んで、小児に適用する「五臓弁証法」を模索し、中国の小児科医学の発展のために基礎を作り、優れた貢献をしたことにある。彼は羅病児童に対してずっと「弁証施治」の原則を立て、小児の特徴に基づいて薬を処方する。成薬は事前に配備できるため、適時に服用しやすく、急病に適応し、小児に受け入れやすい特徴があり、銭乙は羅病児童のために丸薬、散剤、膏薬などの成薬を選んで治療し、良好な効果を得た。

小児科を研究する過程で、銭乙は古方から栄養を吸収し、それに対して改革を行い、新しい処方を作り出すことが得意だ。例えば、張仲景の『金匱要略』に載せられた崔氏八味丸（すなわち八味腎気丸、乾地黄、サンシュユ、自然薯、沢瀉、丹皮、茯苓、桂枝、付子を含む）で、銭乙は研究を経て、それらを変化、加減して、成分を熟地黄、山芋、サンシュユ、茯苓、沢瀉、丹皮に変え、つまりそれは今でも使われている六味地黄丸で、幼科の補助剤としての良薬だ。このような努力した研究のもとで、銭乙の医術は日増しに進歩し、特に彼が太子の病気を治してから、彼の名声は日に日に高まっていった。

神宗の時、太子は病気が重く、宮中の太医も治癒できないという。この時、誰かが銭乙を推挙したので、神宗は彼を宮廷に呼んで太子の病気を診させた。銭乙は診察した後、「黄土湯」の処方を一つだけあげた。神宗は見て大いに怒り、黄土を薬にした銭乙は太子の命をからかっているような気がしたが、銭乙は自信満々で、太子の病気は腎臓にあり、腎臓は北方の水に属し、五行原理によって土は水を克くことができるので、黄土を薬に入れるのはまさに対症の薬だと説明した。たまたま太子が痙攣してしまったので、神宗はあわてて薬の処方をさせたが、結局太子が服用してから、病気はよくなった。神宗は銭乙の医術が優れていることを知り、彼を太医丞に昇進させた。

銭乙の一生には、このような病気治療の実例が多かった。彼の小児科における独自の見解と治療の良方は基本的には「小児薬証直決」に保存されている。同書の中で小児科についての系統的な論述は、中国の小児科研究の先駆者であるばかりでなく、ヨーロッパで最初に出版された小児科の著作より三百年以上も早いだ。銭乙はさすがに中国医学史における小児科発展の先駆者であり、創始者でもある。

三　宋慈

宋慈（一一八六～一二四九）の漢方医学への貢献は、法医学の発展のための基礎を築いたことにある。宋慈の字は惠父、建陽（今は福建南平に属す）の人で、南宋の高級刑法官を四度務めた。

宋慈の著書『洗冤集録』は、世界初の完全な法医学専門書だ。長い間の実践を経て、彼は大量の司法と死体解剖の経験を蓄積した。事件の処理過程で、宋慈は公平に法律を執行し、担当した獄事件に対して詳しい審査を行い、事実に基づいて真実を確認し、一人の冤罪もしたくないため、書は冤罪を晴らすために命名した。同書は全部で五巻、五十三条で、宋代の死体検案に関する法令を記述し、死体検案の方法と注意事項をまとめ、死体の現象、引き起こした非正常な死因について述べ、分析した。例えば、各種の機械的窒息による死亡、鈍器損傷あるいは鋭器損傷による死亡、中毒、自殺、火傷、突然死、さらには医療事故による死亡など。このほか、宋慈氏は各種の死亡検査所見を解明し、死体発掘などの多方面の内容を紹介し、救急と解毒の方法を記録した。

『洗冤集録』に記載されている内容の多くは、経験から総括された検査方法だが、多くは現代科学と一致している。例えば、同書には「死体と骨の損傷箇所を検案したが、痕跡がまだ現れていないので、粕（酒粕）、酢を死体にまいて屋外に置き、新しい油絹（細くて滑らかな絹織物）あるいは明油を塗った傘で見たい所を覆い、日を照らして傘をあけて見ると、痕がすぐ現れる。もし曇り・雨ならば、炭を熱して傘を照らす。これはいい方法だ」また「赤い傘は死体の骨を遮って検査し、もし骨の上で打たれるところがあるならば、すぐ赤い線がぼんやり見える。折れたところで、両端を引き続いて、それぞれ血の色がぼんやりしている。また傷のある骨で日を照らしてみたら、赤くつやつやしているところは死ぬ前に殴られたものだ。骨に血の跡がなければ、折れても死んだあとの跡だ」と記載されていた。このような明油傘で死体の傷痕を検査した例は、実際に光学原理への応用だ。死体は透明な物体ではなく、光を選択的に反射するからだ。死体検視の際には、明油傘や新油絹傘が光の一部を吸収し、死体中の傷が現れやすくなる。また、たとえば同書の中で言及した縊死（一般的には首吊り死をさす）を救う方法は、実は現代の人工呼吸だ。作者は事件の処理過程において事実の実証に基づいて物事の真理を追求する精神が見える。これらの方法はすべて非常に強い操作性があり、その後の法医学に対して非常に強い実用価値がある。

中国の元・明・清の時代には、『洗冤集録』は法官の必読書だった。世界的に見て一六〇二年にイタリアで出版されたものより三百五十年以上も早い。『洗冤集録』は明代の中葉に西洋に伝わり、それによって西洋諸国の法医学発展の礎石となり、これで宋慈は「法医学鑑定学」の先駆者とされ、世界に法医学の開祖とされていた。『洗冤集録』は相次いで仏、英、オランダなど多くの文字に訳されて世界に広く知られ、世界の法医学の発展に顕著な貢献をした。

四　朱震亨

明代の史学者・宋濂は『格致余論』の『題詞』の中で、劉完素、張従正、李杲、朱震亨を最も優れた医者と称した。彼らは乱世での医療事業に貢献したと考えていた。これは実際には「金元四大家」の一番早い表現だった。

「金元四大家」の中で、劉完素は「寒涼派」の代表であり、張従正は「攻下派」で知られ、李杲は「補土」に長じ、朱震亨は「滋陰降火」で知られ、彼らにはそれぞれに長所があり、主張する学説にもそれぞれ特徴があると言える。医学史の発展から見れば、「金元四大家」学説の出現は中国医学史発展の新しい段階を示したが、朱震亨はその中で最も代表性と影響力がある一人であり、彼の医学経歴も非常に異なっている。

朱震亨（一二八一～一三五八）、字は彦修。婺州義烏（現在の浙江省義烏市）の人。彼の故郷に「丹渓」という美しい小川があったため、後代の人は朱震亨を「丹渓翁」や「朱丹渓」と呼んだ。記載によると、彼は資質が優れて、小さい頃から一日で千言を覚え、頭の回転が速い、科挙に尽力し、当時の理学の名家・許謙に理学を学んで有名な博学の士になった。中年になると、母と恩師が相次いで重病にかかったため、彼はやっと医道を研鑽して、当時の名医になった。彼の医術は優れていて、薬を貼ると患者を好転させたり治癒させたりすることから、「朱一帖」とも呼ばれていた。

丹渓翁の医学先生は当時の名医・羅知悌だ。この人は『合剤局方』を踏襲して病気を治療することしか知らない医者とは異なり、深く医理に通じ、『素問』『難経』は漢方医学の根幹であり、患者の疾病は主に湿熱相火の病気だと考え、劉完素、張従正、李杲三人の学説を融合していると言える。朱丹渓は羅氏の観点を基礎とし、実践を通じて総括し、また自分の体得を加え、新しい医学の主張を形成した。彼は人体が「陽は常に余っていて、陰は常に不足している」と考え、陰気に対する保護を第一の位置に言及し、診療には「滋陰降火」を主要な原則とし、人々は彼を「滋陰降火派」の創始者と呼んだ。

朱丹渓はずいぶん前から理学に対する苦心の研究をしたため、また理学に対する体得を医学の中に溶け込んで、例えば彼は男三十、女二十の後に結婚すると主張し、これは陰陽の道理に順応するという。『内経』の「恬淡虚無、真気之従、精神内守、病安従来」(恬淡虚無なれば、真気是にしたがふ。精神内に守らば、病何れより来らむ)の思想と理学中の「主静」「収心」「養心」の説を結び付けて、人々に澄静の心理状態で相火を抑制させる。また、「節制」を養生思想の核心とし、「戒色欲」「節制飲食」「服薬禁止」などを主張した。これらの観点をめぐり、朱丹渓は『格致余論』『局方発揮』『本草衍義補遺』『金匱鉤玄』などを著したが、『格致余論』は最も有名で、その学説が集中的に示されていた。その後、彼の弟子は朱丹渓の生平の医者経験を総括して『丹渓心法』を編纂し、後世に一定の影響を与えた。十五世紀、日本人の月湖と田代三喜などは朱丹渓の医学主張を日本に伝え、日本医学界の重視を受け、「丹渓学社」を設立し、朱丹渓の理論主張を学習、普及させた。この学会は現在も日本に存続している。

五　李時珍

伝説の太古時代に、神農氏は百草を食べて植物の薬用価値を発見し、それから漢方薬を発明した。明代の医学界にも神農のような偉大な人がいて、彼は身をもって薬を試し、中国古代の医学事業に巨大な貢献をした。その人が李時珍だ。李時珍（一五一八～一五九三）、字は東璧。号は瀕湖。晩年はみずから瀕湖山人と名乗った。湖北蘄州（現在の湖北省蘄春県蘄州鎮）の医学名門に生まれ、彼の祖父は「鈴医」（昔、「串鈴」を首に掛けて世間を渡り歩いて病気の治療をした医者）として開業し、父親の李言聞は地元の名医だった。李時珍は幼い時から医学に強い興味を持っていたとはいえ、それでも若いころは医者にならず、父の希望で科挙の試験に投身した。李時珍の志はそこにいなかったため、空虚・無味な八股（明清時代に科挙の試験に課せられた特殊な文体）受験には力を入れなかった。十四歳で秀才になってから、相次いで試験で負け続け、落第した。そこで彼は自分の興味を尊重するように父親を説得し、科挙の受験をあきらめて医学研究に没頭した。天資の聡明さに加え、苦労して勉学に励んで、数年後、李時珍は医者として有名になった。武昌の楚王は李時珍の医名を聞き、王府に召されて医事を主管させた。その間、李時珍が世子の難病を治したため、楚王はまた彼を上京させて太医院判（官名）に推薦した。当時の太病院の状況は複雑で、李時珍は幾らか業績を上げるよう望んでいた。しかし、医師たちは医術を研究することを仕事とせず、利益を追求することを風習とし、暗闘しいがみ合い、李時珍をがっかりさせた。そして在職一年で、官を辞して帰郷した。しかし、李時珍は何も得るところがなかったわけではない。当時の最高医療機関として、太病院は天下の医学書を網羅していた。太病院に在職した一年間、李時珍は寝食を忘れて医学典籍を調べ、民間にない多くの図書資料を見た。それらは彼の視野を広げただけではなく、彼の思考を引き起こした。李時珍は多くの本草類の書物に誤りがあることを発見したので、そこで彼は山野を訪れて医方を探索し、薬物の実地調査を通じて過去の書物の誤りを是正し、あるいは本草学の不足を補うことを決意した。

このような理想と願望を持ち、息子の建元と弟子の龐憲の付き添いのもとで、李時珍は山や原野に出入りし、大江の南北に足跡を残した。彼は植物を注意深く観察し、詳しい記録を残すだけでなく、薬物の薬性を確認するために、常に自ら薬を試し、多くの薬物の標本を集めた。例えば、曼陀羅という花があると聞いて、服用すると躍り上がったり、麻酔をかけられた感じになったりすると聞いた。噂が事実かどうかを確かめるために、李時珍は故郷を離れて北上し、やっと山中で伝説の曼陀羅を見つけた。自ら味わうことによって、古書の言ったことは間違いないと確信し、曼陀羅の形状、性能を詳細に記録した。この花は普段多く使うことができないが、手術の時に麻酔として使うことによって、人々の苦痛を軽減できると考えた。このような厳格な検証の精神は多くの人を深く尊敬させた。しかもこのようなことは、李時珍の一生の中にも少なくない。彼は薬の材料に対して実地調査をするだけでなく、民間の「験方」(有効性が立証された処方)を広く収集し、民衆の病気を治療した。一人の女性が鼻から出血し、どうやって治療しても効果がなかった。李時珍はニンニクをスライスして患者の足の心部に当てて、間もなく血は止まったという。実はそれが民間から集めた医方だ。このようなことは枚挙にいとまがない。李時珍は彼の恒心と根気で中国の大半を遍歴し、一貫して本草の著作を修撰する夢を追求した。一五七八年、百科事典と呼ばれる薬学の大著『本草綱目』の編纂に成功した。これは李時珍の半生の心血を注いだものだ。残念なことに、彼はこの偉大な本が刊行されるのを見ていなかった。彼が亡くなってから三年後、南京の書商、胡承龍らが『本草綱目』を木版印刷し、この画期的な本草学の著作がやっと世に出た。

『本草綱目』は全部で百九十万字余り、千八百九十二種類の薬物が編入され、三百七十四種類の新薬を含み、そして一万千九十六の処方を付け加えられた。内科、外科、婦人科、小児科などの臨床各科で使われている処方を含め、丸（丸い粒状の錠剤）・散（粉薬）・膏（膏薬）・剤（調合した薬剤）はすべて網羅しており、よく見られる病気、多発病の処方を主にしていた。このほか、挿絵は千百点以上ある。この広大な規模は、中国の本草学史上において、分量がもっとも多く、内容がもっとも充実した薬学著作であると言える。内容的には、植物学、動物学、鉱物学、化学、天文学、気象学など多岐に渡り、科学性が強い。以前の本草学の多くの著作は薬物を上、中、下の三品に分類したが、李時珍は新しい道を切り開き、創造的に要点をかいつまんで提示する方式で編成し、薬を用途、体態、習性などによって水、火、土、金石、草など十六部に分け、各部には更に分類させ、体例（書物の編纂や文章構成の形式）は明晰で、しかも先人の欠点を是正し、貴い革新意識と科学態度を体現した。『本草綱目』は李時珍が長年の実地調査情況の系統的総括であり、強い実用価値を持っており、中国の薬学史における重要な一里塚と見なされる。十七世紀初頭、『本草綱目』は世界各地に広まり、日、独、仏、英など十数種類の文字に翻訳され、医学界に深遠な影響を与えた。著名な生物学者のダーウィンは十九世紀に『本草綱目』を高く評価し、中国古代医学の「百科事典」であるとし、同書の国際的な深遠な影響を十分に見てとれる。

また、李時珍は『瀕湖脈学』を著した。同書の中で、李時珍は自分の脈学に対する優れた見解を詳しく述べ、そして自分の長年の医者心得を溶け込んで、古代医学中の脈学の発展に対して有効な推進作用を果たした。

六　葉桂、薛雪

葉桂と薛雪は清代の温病研究において最も重要な人物だ。康乾盛世（清の最盛期）に彼らは同様に有名だったが、二人の親交は医林（医術を身につけた者たちが所属する社会）の中にも伝わっている。

葉桂は江蘇省呉県の医学旧家に生まれ、字は天士、香岩と号し、また律老人と号した。彼は幼い時から父に従って医学を学んだ。十四歳の頃、父親を亡くした後、彼は衆知を集めて、多くの師に転身した。彼は謙虚で学問に熱心し、医学を学ぶには門戸にこだわらず、医術が優れていて、優れた見解を持っている限り、彼は門を訪れて教えを請う。彼はかつて十七人の名医に師事して医道を学んだことがあって、古今の医術を融彙し、名声を得たという。薛雪は葉桂の同郷で、字は生白、一瓢と号し、年齢は葉桂よりやや小さい。葉桂の医学経歴と比べて、薛雪は途中で仕事を変え、医者の道に入った。

彼は若い時に、当時の名儒・葉燮に従って詩文や書画を学び、また拳脚の術に通じていたが、その後、母が何年も病気をしてから彼はやっと医道を研鑽し、名医になったという。葉桂・薛雪の二人は当世に同じように有名であるが、温病の研究に対しては二人がそれぞれ一家を成しているので、互いに承服しなかった。ある日、葉桂は書斎を「踏雪斎」に改称すると、これに負けない薛雪は書斎を「掃葉山房」と名付けたという。これで、二人の学術の相違による硬直した関係はすでに白熱していたが、葉桂の母の大病で二人の学問上の死ぬか生きるかの状態を変えた。

葉桂の老母（年とった母）が突然病に倒れ、葉桂が処方した薬を服用したが、効果がなかったという。母親の病気は白虎湯で治せると知っていたが、この薬は薬力が強く、年とった母が薬の力に耐えられないことにおそれ、この処方を用いなかった。困り果てた時、薛雪は、症状から見るとおばあさんは白虎湯を使うべきで、適量の病気に対処しさえすれば、母を傷つけることはないと人に伝言をさせた。やっとそれに気が付いた葉桂は、すぐに白虎湯を使い、母の病気も良くなったという。薛雪に対する感謝、また以前の彼に対する自分のしたことを謝るために、葉桂はみずから薛雪の家に行って謝意を表し、そして謙虚に教えを請った。二人はそれ以来、前嫌を解消しただけでなく、意気投合して友達になり、常に医術を探求し、清代の温病学の発展に大きな貢献をした。

実際には、明末清初に呉有性が書いた『疫病論』はすでに温病学の研究基礎を定めており、同書は中国古代医学史上初めて疫病に対して系統的に論述した専門書であり、また最初の伝染病学専門書でもある。その後、葉桂は呉有性の研究基礎から傷寒と温病を徹底的に区別し、そして創造的に六経弁証を主とする外感病弁証法綱領を「衛、気、営、血」を主とする弁証方法に発展させた。このことで葉桂は中国医学史において温病学派の創始者とされ、彼の主要な学術思想を載せた『温熱論』も中国古代医学の弁証水準の進歩と向上を示した。同書のページ数は多くなく、具体的な処方の記載がないが、約三分の二のページで温病学の診断、例えば弁舌、験歯、斑疹鑑別の診断法を記述し、今まで臨床に応用されており、外感温熱病の弁治に対して非常に強い実用価値がある。また、葉桂は中国医学史上初めて猩紅熱という発疹性伝染病を発見した人だ。彼は後世の温病学説の発展に重要な影響を与え、温病学説の創始者の一人とされている。

温熱病に対する薛雪の研究は、主に湿熱の病に対する治療に現れている。呉有性が考えていた病邪（体にとって有害なもの）が膜原（臓腑や各組織器官を包み込む膜）に存在していたことを受け継ぎ、病変部は脾胃に多く、湿邪と熱邪の共同作用によって形成される疾患であることを明らかにした。治療方法は清熱去湿、温化、清瀉を主とし、補陽、益気、養陰などの方法を補佐とし、臓腑、三焦、表裏を結合する弁証方法を強調し、優れた治療効果を得た。彼のこのような医学思想は主に『湿熱条弁』の中に保存されており、同書は温熱病の研究に対する豊富と拡充であり、その中の弁証施治は薛雪が湿熱病を治療することが古方の思惟にこだわらないことを体現し、後世の湿熱病の臨床治療に方法を提供し、指導的な役割を果たした。

乾隆盛世の後、江南医学界は温病学に対する研究が盛んで、医者の多くは学術において葉桂、薛雪を見習い、例えば呉鞠通は二人の経験を総括した上で、革新的な『温病条弁』を著し、温病学の研究に新たな発展ルートを開拓し、漢方医学の外感病と熱病に対する治療方法を改善させた。

原典を読む

『史記・扁鵲伝』（抜粋）

虢君聞之大驚、出見扁鵲於中闕、曰、窃聞高義之日久矣、然未嘗得拝謁於前也。先生過小国、幸而挙之、偏国寡臣幸甚、有先生則活、無先生則棄捐填溝壑、長終而不得反。言未卒、因嘘唏服臆、魂精泄横、流涕長潸、忽忽承睫、悲不能自止、容貌変更。扁鵲曰、若太子病、所謂屍蹶者也。……太子未死也。扁鵲乃使弟子子陽厲針砥石、以取外三陽五会。有間、太子蘇。乃使子豹為五分之熨、以八減之斉和煮之、以更熨両脅下。太子起坐。更適陰陽、但服湯二旬而復故。故天下尽以扁鵲為能生死人。扁鵲曰、越人非能生死人也、此自当生者、越人能使之起耳。

使聖人預知微、能使良医得蚤従事、則疾可已、身可活也。人之所病、病疾多。而医之所病、病道少。故病有六不治。驕恣不論於理、一不治也。軽身重財、二不治也。衣食不能適、三不治也。陰陽並、蔵気不定、四不治也。形羸不能服薬、五不治也。信巫不信医、六不治也。有此一者、則重難治也。

『三国志・魏書・方技伝』（抜粋）

広陵呉普、彭城樊阿皆従佗学。普依準佗治、多所全済。佗語普曰、人体欲得労動、但不当使極尓。動揺則谷気得消、血脈流通、病不得生、譬猶戸枢不朽是也。是以古之仙者為導引之事、熊頚鴟顧、引挽腰体、動諸関節、以求難老。吾有一術、名五禽之戯。一曰虎、二曰鹿、三曰熊、四曰猿、五曰鳥。亦以除疾、並利蹄足、以当導引。体中不快、起作一禽之戯、沾濡汗出、因上著粉、身体軽便、腹中欲食。普施行之、年九十余。耳目聡明、歯牙完堅。阿善針術。凡医鹹言背及胷蔵之間不可妄針、針之不過四分、而阿針背入一二寸、巨闕胸蔵針下五六寸、而病輒皆瘳。阿従佗求可服食益於人者、佗授以漆葉青黏散。漆葉屑一升、青黏屑十四両、以是為率。言久服去三虫、利五蔵、軽体、使人頭不白。阿従其言、寿百余歳。

『千金要方・大医精誠』

凡大医治病、必当安神定志、無欲無求、先発大慈惻隠之心、誓願普救含霊之苦。若有疾厄来求救者、不得問其貴賎貧富、長幼妍蚩、怨親善友、華夷愚智、普同一等、皆如至親之想。亦不得瞻前顧後、自慮吉凶、護惜身命。見彼苦悩、若己有之、深心凄愴、勿避険巇、昼夜、寒暑、饑渇、疲労、一心赴救、無作功夫形跡之心。如此可為蒼生大医、反此則是含霊巨賊。

夫大医之体、欲得澄神内視、望之儼然、寛裕汪汪、不皎不昧。省病診疾、至意深心。詳察形候、纖毫勿失。処判針薬、無得参差。雖曰病宜速救、要須臨事不惑。唯当審諦覃思、不得於性命之上、率尓自逞俊快、邀射名誉、甚不仁矣。

又到病家、縦綺羅満目、勿左右顧眄。糸竹湊耳、無得似有所娯。珍羞迭薦、食如無味。醽醁兼陳、看有若無。所以尓者、夫一人向隅、満堂不楽、而況病人苦楚、不離斯須。而医者安然歓娯、傲然自得、茲乃人神之所共恥、至人之所不為、斯蓋医之本意也。

夫為医之法、不得多語調笑、談謔喧嘩、道説是非、議論人物、衒耀声名、訾毀諸医、自矜己徳。偶然治差一病、則昂頭戴面、而有自許之貌、謂天下無双。此医人之膏肓也。

『旧唐書・孫思邈伝』（抜粋）

孫思邈、京兆華原人也。七歳就学、日誦千余言。弱冠、善談荘、老及百家之説、兼好釈典。……太宗即位、召詣京師、嗟其容色甚少、謂曰、故知有道者、誠可尊重、羨門、広成、豈虚言哉。将授以爵位、固辞不受。顕慶四年、高宗召見、拝諫議大夫、又固辞不受。……当時知名之士宋令文、孟詵、盧照隣等、執師資之礼以事焉。思邈嘗従幸九成宮、照隣留在其宅。時庭前有病梨樹、照隣為之賦、其序曰、癸酉之歳、余臥疾長安光徳坊之官舎。父老云、是鄱陽公主邑司、昔公主未嫁而卒、故其邑廃。

時有孫思邈処士居之。邈道合古今、学殫数術。高談正一、則古之蒙荘子。深入不二、則今之維摩詰耳。……又曰、胆欲大而心欲小、智欲円而行欲方。『詩』曰、如臨深渕、如履薄氷、謂小心也。赳赳武夫、公侯幹城、謂大胆也。不為利回、不為義疚、行之方也。見機而作、不俟終日、智之円也。……初、魏征等受詔修斉、梁、陳、周、隋五代史、恐有遺漏、屢訪之、思邈口以伝授、有如目睹。……永淳元年卒。遺令薄葬、不蔵冥器、祭祀無牲牢。経月余、顔貌不改、挙屍就木、猶若空衣、時人異之。自註『老子』、『荘子』、撰『千金方』三十巻、行於代。又撰『福禄論』三巻、『摂生真録』及『枕中素書』、『会三教論』各一巻。

『九霊山房集・丹渓翁伝』（抜粋）

丹渓翁者、婺之義烏人也、姓朱氏、諱震亨、字彦修、学者尊之曰丹渓翁。翁自幼好学、日記千言。稍長、従郷先生治経、為挙子業。後聞許文懿公得朱子四伝之学、講道八華山、復往拝焉、益聞道徳性命之説、宏深粋密、遂為専門。一日、文懿謂曰、吾臥病久、非精於医者、不能以起之。子聡明異常人、其肯遊芸於医乎。翁以母病脾、於医亦粗習、及聞文懿之言、即慨然曰、士苟精一芸、以推及物之仁、雖不仕於時、猶仕也。乃悉焚棄向所習挙子業、一於医致力焉。

……翁不自満足、益以三家之説推広之。謂劉、張之学、其論臟腑気化有六、而於湿、熱、相火三気致病為最多、遂以推陳致新瀉火之法療之、此固高出前代矣。然有陰虚火動、或陰陽両虚、湿熱自盛者、又当消息而用之。謂李之論飲食労倦、内傷脾胃、則胃脘之陽不能以升挙、並及心肺之気、陥入中焦、而用補中益気之剤治之、此亦前人之所無也。然天不足於西北、地不満於東南。天、陽也。地、陰也。西北之人、陽気易於降。東南之人、陰火易於升。苟不知此、而徒守其法、則気之降者固可愈、而於其升者亦従而用之、吾恐反増其病矣。乃以三家之論、去其短而用其長、又復参之以太極之理、『易』、『礼記』、『通書』、『正蒙』諸書之義、貫穿『内経』之言、以尋其指帰。而謂『内経』之言火、蓋与太極動而生陽、五性感動之説有合。其言陰道虚、則又与『礼記』之養陰意同。因作『相火』及『陽有余而陰不足』二論、以発揮之。

……天台周進士病悪寒、雖暑亦必以綿蒙其首、服附子数百、増劇。翁診之、脈滑而数、即告曰、此熱甚而反寒也。乃以辛涼之剤、吐痰一升許、而蒙首之綿減半。仍用防風通聖飲之、愈。周固喜甚、翁曰、病愈後須淡食以養胃、内観以養神、則水可生、火可降。否則、附毒必発、殆不可救。彼不能然、後告疽発背死。

明王世貞『本草綱目』原序（抜粋）

楚蘄陽李君東璧、一日過予弇山園謁予、留飲数日。予窺其人、睟然貌也、臞然身也、津津然譚議也、真北闘以南一人。解其装、無長物、有『本草綱目』数十巻。謂予曰、時珍、荊楚鄙人也。幼多羸疾、質成鈍椎、長耽典籍、若啖蔗飴。遂漁猟群書、捜羅百氏、凡子、史、経、伝、声韻、農圃、医蔔、星相、楽府諸家、稍有得処、輒著数言。古有『本草』一書、自炎皇及漢、梁、唐、宋、下迨国朝、註解群氏旧矣。第其中舛謬差訛遺漏、不可枚数。乃敢奮編摩之志、僭纂述之権。歳歴三十稔、書考八百余家、稿凡三易。復者芟之、闕者緝之、訛者繩之。旧本一千五百一十八種、今増薬三百七十四種、分為一十六部、著成五十二巻、雖非集成、亦粗大備、僭名曰『本草綱目』。願乞一言、以托不朽。

予開巻細玩、毎薬標正名為綱、附釈名為目、……博而不繁、詳而有要、綜核究竟、直窺渕海。茲豈僅以医書覯哉。実性理之精微、格物之通典、帝王之秘籙、臣民之重宝也。李君用心嘉恵何勤哉。……茲集也、蔵之深山石室無当、盍鍥之、以共天下後世味『太玄』如子雲者。時万歴歳庚寅春上元日、弇州山人鳳洲王世貞拝撰。

清汪廷珍『実事求是斎詩文集〈温病条弁〉叙』（抜粋）

世之俗医遇温熱之病、無不首先発表、雑以消導、継則峻投攻下、或妄用温補、軽者以重、重者以死。幸免則自謂己功、致死則不言己過、即病者亦但知膏肓難挽、而不悟薬石殺人。……吾友鞠通呉子、懐救世之心、秉超悟之哲、嗜学不厭、研理務精、抗誌以希古人、虚心而師百氏。病斯世之貿貿也、述先賢之格言、攄生平之心得、窮源竟委、作為是書。然猶未敢自信、且懼世之未信之也、蔵諸笥者久之。予謂学者之心、固無自信時也、然以天下至多之病、而竟無応病之方、幸而得之、極宜出而公之、譬如拯溺救焚、豈待整冠束発。……遂相与評隲而授之梓。嘉慶十有七年壮月既望、同裏愚弟汪廷珍謹序。

漢方医学基礎学科の歴史と発展

漢方医学の理論は「科学」だか？なぜいくつかの古代漢方医学の見解と現代医学がよく似ているのだが、しかし別のいくつかの見解は現代医学とはずいぶん違っているか。脈を診て病気を診断するのは、民間の言うようにそんなに不思議なことがあるか。「望而知之謂之神（望んで之を知るを神という）」の「神」はどう理解するべきか。手首の脈拍は本当に人体の病変状況を診断できるか。単味（調合された薬の個々の原料薬）の薬で病気を治す効果がいいか。それとも多味の薬を混ぜて病気を治す効果がいいか。薬の「七情」とは何か。方剤・配五（中薬を配合する組み合わせのこと）の「君、臣、佐、使」とはどういう意味か。本編を読んで、非漢方医学専門の方を助け、漢方医学の「神秘」のベールを解くことに役立つ。

漢方医学の基礎理論

黄帝が岐伯に基本的な病気の考え方に関する疑問を問うたところから、中国古代医学は徐々に破片化、経験化からシステム化、科学化へと発展してきた。漢方医学は長い歴史の中で絶え間なく大きな成果を生み出した。しっかりした古代文化に根ざしているため、漢方医学理論体系は古代の自然科学思想を浸透させているだけでなく、古代の哲学思想の影響も深く受けている。例えば、生命の起源を精気、陰陽、五行説で解釈し、人体の組織構造、生理特徴を解明した。蔵象学説て、五臓、六腑、奇恒の腑の生理機能と相互関係などを説明した。これらの思想は、漢方医学基礎理論の主要な内容を構成し、その中でひとつの思いを貫き通す核心は、中国古代医学が強調した全体観念と「弁証論治思想」だ。

漢方医学の全体観は何か。簡単に言えば、物事の統一性と完全性を強調することだ。それは中国古代の唯物論と弁証法思想から源を発し、古代漢方医学基礎理論の認識論・方法論だ。それは人体が一つの有機的な全体だというだけでなく、各部分の臓器間に互いに影響があり、しかも人体と外部環境も統一的な関係を構成し、調和と共生を追求している。『黄帝内経・素問』には、黄帝が岐伯に十二臓の効用を教えてもらい、これらの人体を構成する臓器に主次があるかどうか、貴賎があるかどうかを問う場面がある。岐伯は人体の運行を国家の運行と比較し、君主と臣下を比喩にし、巧みに黄帝の疑惑を解いた。彼は「心は君主の官なり。神明これより出ず」と述べ、心の人体に対する重要性は君主の国家と同様に、機体の中で最も重要な構成であり、君主が国家の政治を主宰する決断は、国運の興亡に関わるものであり、心は人体の中で精神、思想を主宰する役割を果たし、人の意識の源だ。その他に肝、胆、脾、胃などの器官はすべて各部の官吏のように、それぞれ職務を司って、人体の正常な運行のために動力を提供する。ここから見れば、臓腑、組織、器官などはそれぞれ独特の生理特徴と機能を備えているが、人体の構成部分として、それらは互いに関連していて、どれも欠けてはいけないのだ。どの臓器に問題があっても、人体の機能運行に害を与え、これは古代医学が人体を有機的な全体として認識した初期理論の学説だ。では、臓腑の間には何が影響しているのか？『霊枢・海論』では「夫れ十二経脈なる者は、内は臓腑に属し、外は四肢関節に絡う」という。つまり、人体の経絡は信号伝達の紐帯のように、五感、九竅などの人体組織器官を一つの全体に結びつけるということで、精、気、血、唾液の共同作用のもとで、人体の機能を調和させることだ。この統一性の形成は五臓を中心とし、六腑を配合し、経絡システムの連絡作用により実現される。『霊枢・脈度』では、「陰陽の気は循行しないわけにはゆかない。それは水の流れのように、また月日の運行のように止まることがない。だから陰脈は臓を養い、陽脈は腑を栄養している。その循環はリングのようで終わりがなく、どこが始まりか判らないが、最後に至れば最初から始まる。それから流れ溢れた気は、内では臓腑を潅漑し、外では皮膚を潤す」という。このような観点に基づいて、漢方医学は人体の全体病理反応と局部病変の相関性を非常に重視し、ひいては弁証論治の運用を指導しているのだ。

「弁証論治」というのは、頭が痛ければ頭を治し、足が痛ければ足を治す、といった表象だけに惑わせて患者を治療してはいけないということだ。人体の各組織の内在的な関連と患者と外界の要素との関連性を考慮し、病症に対して全体の推究を行い、病気の根本的な原因を表象から探し出し、症候に合わせて総合的に薬を使い、この方法も漢方医学と西洋医学の診療思想の明らかな区別だ。弁証の方法は、望、聞、問、切などの治療法を用いて症状と体徴を理解し、分析、総合を通じて、疾病の発生原因、部位、性質、及び邪正の間の関係を識別し、それによって疾病の本質を探究し、更に疾病発展のある段階の病理に対して概括を行い、正確な治療方法の選択に根拠を提供する。論治は施治とも呼ばれ、弁証の結果に基づいて治療の原則と方法を確定し、疾病を治療する方法と手段だ。二つの過程は互いに補完し合い、切り離せない。風邪を例にして、風寒表証と風熱表証に分け、診断の時に体表に現れる「症状」を明確に区別しなければ、治療方法が辛温解表か辛涼解表の薬を選ぶことができなくて、これも「同病異治」と「異病同治」の問題に関連している。

「同病異治」とは、症状が同じで、治療法が異なることであり、同じ症状が異なる病因によって引き起こされるからだ。異病同治とは、症状は異なるが、治療法は同じであり、異なる症状は同じ病因から引き起こせるためだ。例えば、遺尿、脱肛、子宮下垂など、これらの疾患は異なるが、すべて中気不足という共通の病因があり、補中益気湯で治療する。同病異治と異病同治は、弁証論治の臨床応用における二種類の表現であり、その目的は人体機能の調和とバランスを達成するためだ。すなわち『素問』では「謹みて陰陽の所在を察し、これを調え、平を以て期となす」という。この調和は漢方医学の全体観に基づいて生まれた。伝統的な漢方医学の全体観はまた、人体と外界の自然環境、社会環境も構成し、かつ統一的な関係があり、人体の運行に異常が現れ、病変を形成する時、外界環境が人体に及ぼす影響も考慮しなければならない。

中国の古代哲学には昔から天人合一の観点があった。『易』では、「天行健、君子以自强不息。地勢坤、君子以厚徳載物」（天の運行が順序正しいように、君子は自らを向上させることを怠らない。大地があらゆる生物を育むように、君子は人徳を高く持ち義務を成し遂げる）という。すなわち天、地の運行と人の処世生活を結びつけ、天、地、人の発展を一つのものとして見ることだ。中国古代医学でも、自然界の変化は人体に関係しており、風霜や雨雪、寒来暑往などが人体の働きに影響を及ぼすと考えられていた。『霊枢・邪客』には、「人と天地はつながっていて、お互いに影響しあっている」とある。一日の陰陽両気の変化の法則を参照し、人体の陽気は朝から昇り始め、昼ごろには最大に達し、夜には次第に弱まると考えられた。このような変化の影響で、人体の組織機能も強さから衰えていく変化を経験する。人間の陽気が十分な時に病邪の侵入に抵抗することに役立って、陽気がだんだん衰えると病邪のために乗ずるすきを提供した。そのため漢方医学は、昼と夜、寒暖の変化が人の生理活動にも影響を与えると考え、このような影響が生理の受容範囲内にあれば、人体は調節適応が可能であり、それを超えると病理反応が形成され、病態となる。また、地域によっては体の生理が変わってくることもあり、いわゆる「地域によってその土地ならではの人々が育つ」とはこういうことだ。機体（生命を持つ個体の総称）はある特定の生育環境に慣れているため、そこにある環境が大きく変化すると、身体的な不調を感じる人もいる。例えば、平原に生まれ育った人が青蔵高原に初めて登ると、酸欠による息苦しい、呼吸困難、脳水腫などの症状が現れる。これは地理的条件の変化が人体に与える影響だ。社会環境の変化は、人間の機能にも影響を及ぼす。なぜなら、人間は自然属性のほかに、社会的属性を持っているからだ。梁の劉勰撰『文心雕龍』には「人稟七情、応物斯感」という句がある。異なる社会環境の影響で、喜、怒、憂、思、悲、恐、驚などの感情は変化があり、このような変化は漢方医学から見ても、臓腑の機能に影響を与える。だから、怒りは肝を傷つけ、喜びは心を傷つけ、考えすぎると脾を傷つけ、憂いと肺を傷つけ、恐れは腎を傷つけるといった言い方がある。そのため、漢方医は病気に対する判断と診療は昔から時、土地、人によって投薬の習慣がある。実際にはこれも「弁証論治」の思想が漢方医の臨床におけるもう一つの表現だ。『素問』では、「凡そ病を診んと欲する者は、必ず飲食・居処、暴かに楽しみしか、暴かに苦しみしか、始めに楽しみ、後に苦しみしかを問え。皆、精気を傷り、精気竭絶し、形体毀沮す」という。このことから、弁証論治の診療思惟は古代医学が人体と自然を有機的な全体と見なしていたことに由来していることが分かる。治療方法では、邪気を取り除き、正気を傷つけず、陽を補い、陰を傷つけずなど、すべてこのような弁証論治思惟の具体的な運用であり、漢方医学の全体的なコントロール、人体の陰陽バランスを回復するという論治の観点を示している。

全体観と「弁証論治」は、中国古代医学理論の二大礎石であり、中国古代医学の思想と方法の特別なところでもある

漢方医学診断学

伝統的な漢方医学は病気に対して診断を行うには、層ごとに深い過程が必要だ。この過程において、弁証が全体観と天人相応、動態観に基づいて形成された漢方医学診断思惟だというなら、四診合参の

診断方法は弁証論治に合理的な分析を提供する基礎手段だ。古代医学では古くから病気の診断法が記述されており、例えば戦国時代の扁鵲は「切脈、望色、聴声、写形、言病之所在」を得意としていた。『黄帝内経・素問』には「病気の診断は、飲食や居住環境、突然の喜びや苦悩などを尋ね……」また「自然界の陰陽変化、季節の寒暑、五臓六腑、経脈の陰陽と表裏、鍼灸や瀉血、薬物の主治などに精通している」とあり、病気の診断に対して明確な方法を示した。漢方医学の診断学は全体観をもとにして、四診を病症の資料を集める方法・手段とし、弁証の方法で病状を識別・推断し、病気の治療原則、治療方法に根拠を提供し、これは漢方医学の基本理論、基本技能に対する具体的な応用であり、漢方医学の基礎理論と臨床応用の間に架け橋の役割を果たす。

四診は望診、聞診、問診、切診だ。『難経・神聖工巧』には、「望をして之の神の之れ謂うを知り、聞をして之の聖の之れ謂うを知り、問をして之の工の之れ謂うを知り、切脉をして之の巧の之れ謂うを知る」とある。従って、漢方医学の四診は「神聖な工巧（くぎょう）」と称される。望診とは、患者の顔色、顔立ち、舌の形、分泌物などを観察し、病状を理解したうえで臓腑の病変を推定する方法だ。臓腑は人体の中にあり、もし望診だけで患者の病気や病気の進行が判断できたなら、古人から、このような医者は天から与えられた特殊能力を備え、神のような能力を持つと思われる。『史記』の伝記には、扁鵲が長桑君の神薬を服用したことで五臓の症状を見る能力を持ったという物語がある。聞診とは、医師が患者の言語や呼吸などの音や、患者の排出するにおいから病状を見分ける方法のことだ。例えば、呼吸困難だったり、息切れがしたり、ひどいものであれば、口を開けて肩を上げったり、横になれなかったりしても、一応は喘息と断定できる。問診は、医師から患者や家族への問い合わせを通じて、患者の症状、感じ方、病気の経過、体調などの状況を知り、病気の原因を調べて、病気の原因を分析することだ。それでは脈を診る作用はどこにあるか。人体は有機的な全体だため、体内の臓腑に起こる病変は脈拍上に表現される。だから、患者の脈を調べることによって、体の各部の状況が分かり、体の内外の変化を推測することができるのだ。それは中国古代医学の四診の中で最も巧妙な診断方法とされているだけでなく、漢方医学の中で最も独特な診察方法とされている。臨床応用において、医師はよく四診合参法で病証を総合的に診断する。例えば、清代の医者・王学権は『重慶堂随筆』で、「望、聞、問、切は四診と言い、人は皆これを知っている。診察者は審査者であり、病状を審査する時に、必ず四者が合わさって、その虚、実、寒、熱の原因を診断することもできる」と述べた。

疾患の複雑な変化のため、症状、脈像の顕現は時に真偽が分からない。だから、四診の運用には「捨脈従症」「捨症従脈」の違いがある。これは、四診のいずれかの診断法を破棄できるということではなく、医師が四診材料を総合的に分析する際に偽りを捨てて真を残し、診断の正確率を高めるのにさらなる難しい診断法だ。

臨床では弁証論治を具体的に応用する方法は、主に八綱弁証、病因弁証、気血津液弁証、臓腑弁証、六経弁証、衛気営血弁証、三焦弁証などがある。その中で八綱は弁証論治の礎石であり、綱領的な役割を果たしている。八綱は陰、陽、表、裏、虚、実、寒、熱であり、病状を定性、定位する分析方法だ。『周易・繋辞上』では「一陰一陽これを道と謂う」といい、古代医学も陰陽を八綱の総領とし、表、裏、虚、実、寒、熱の六要を統括した。この点について、明代の張介賓（号は景岳）は『類経附翼』で、「易者、易也、具陰陽動静之妙。医者、意也、合陰陽消長之機。雖陰陽已備於『内経』、而変化莫大乎『周易』、故曰、天人一理者、一此陰陽也」と述べた。人体疾患の陰陽消長・離合の関係を発見できれば、問題解決の主な手がかりをつかむことができる。だから、『黄帝内経・素問』では「善く診する者は、色を察し脈を按じて、先ず陰陽を別ち、清濁を審らかにして、部分を知る」と、疾患の弁証における陰陽弁証の重要性を指摘した。一般的に、「陰」の属性を持つ病証は陰証と呼ばれ、裏証、寒証、虚証などがこれに属すると考えられている。表証、熱証、実証などは「陽」の一般属性を持っているため、陽証の範疇に入る。

疾病の病位の内外と病状の深浅によって、古代医学は疾病を表証と裏証に分け、これは一つの相対的な概念だ。例えば、体殻（肉体）と臓腑について見ると、体殻は表で、臓腑は裏だ。臓と腑を見れば、臓は表で、腑は裏だ。病勢の深浅から見ると、例えば外感病、病邪が中に入ると病が深くなる。病邪が表に出ると病気は軽くなる。総括して言えば、外に病気があるのは表で、内に病気があるのは裏だ。人体の表層組織と臓腑は経絡を通じてつながっているため、一定の条件で、病気の進展過程において表証と裏証の相互転化が現れる。表裏同病（表証と裏証が同時に出現している病証）、裏邪出表（裏証の病邪が裏から表に出る）または表邪入裏（表証の病邪が表から裏に入る）と表現される。そのため、病気の表と裏の出入りの変化を把握することは、病気を正確に判断する上で重要な意義がある。従って、疾病の表裏の出入りの変化を把握することは、疾病が進展・変化する趨勢を正確に推定するのに重要な意義がある。

寒証と熱証は、体内の陰・陽（気）の偏衰あるいは偏盛の反映だ。その中で、陰盛、陽虚は寒証、逆は熱証だ。寒証は表寒、裏寒、虚寒と実寒などを含み、多くは外感陰寒の邪気あるいは内傷の長期病、陽気消耗傷、食生寒によるものだ。分析で注意しなければならないのは、寒熱の二証は患者に同時に現れることができるし、また一定の条件でも互いに転化することができる。寒状と熱証を識別する時、ある症状を孤立的、一方的に判断してはいけなく、疾患全体の表現に対して総合的に分析しなければならない。例えば、患者の四肢が冷たくて、腹胸部が熱くなれば、寒証ではなく、真熱仮寒（真の熱、仮の寒）証だ。

虚証と実証とは、人体がもし正気が足りないならば虚証であり、邪気が侵入し、かつ盛んであれば実証となる。『黄帝内経・素問』では、「邪気が盛んになれば実だ。精気が奪われれば虚である」という。だから八綱の虚実は、体内の邪正盛衰を弁別する二つの面だ。虚証は人体の正気虚弱の各種の臨床表現を総括し、陰、陽、気、血、精、津及び臓腑の虚・損を含み、精神不振、心悸、息切れなどと表現される。実証は人が外邪を感じたり、体内の病理産物が蓄積することによる多くの臨床表現を総括した。例えば、痰飲(漢方で体液の異常分泌および水分代謝障害一般をさすが、狭義では胃内停水をいう)、水湿、淤血（うっ血や血行障害など、血の流れの滞り、またはそれによって起きる様々な症状や疾病）などで引き起こす発熱、腹痛など。虚実は常に表裏寒熱と関連し、疾病の発展において両者は相互転化あるいは虚実錯雑の情況が発生できるため、正確に弁証してこそ、間違いを避けることができる。

八綱弁証のほかに、病因弁証、気血津液弁証、臓腑弁証、六経弁証、衛気営血弁証と三焦弁証なども弁証論治の主な臨床応用方法だ。その中で、病因弁証は病因の発病特徴に基づいて、患者の病状、症候を分析し、病因の所在を推測し、治療に根拠を提供する。よく見られる病因は主に六淫、疫癘（伝染あるいは流行の特徴があり、しかも死傷が比較的に深刻な疾病）、七情、外傷と飲食労逸だ。

気血津液弁証は、臓腑学説の気血津液に関する理論を運用し、気、血、津、液の病変に対して分析を行い、その中の異なる症状を鑑別する方法だ。

臓腑弁証は臨床で最もよく見られる弁証方法であり、臓腑の生理機能、病理表現によって疾病の症状を分析し、それによって病機を推究し、病変の部位、性質、正邪盛衰情況などを判断し、治療方案の制定に根拠を提供する。

六経弁証、衛気営血弁証、三焦弁証は、外感病に対して有効な方法だ。張仲景は『素問・熱論』などの論文に基づいて、外感病の臨床特徴をまとめ、六経弁証を外感病の弁証方法にした。清代の葉桂は六経弁証の基礎の上で衛気営血弁証を発展させ、張仲景六経弁証の不足を補い、外感熱病の診断と治療に運用する弁証方法を形成し、温熱病の四種類の異なる症状を概括し、温熱病の発展の四つの段階を指摘した。

呉鞠通は『温病条弁』の中で、自身の経験を結合して三焦弁証の方法をまとめ、温病の発展過程における三焦に属する臓腑の病理変化、症状の特徴を考察し、温熱病の変化メカニズムについて詳しく考察し、説明した。

漢方薬学

漢方薬の基本理論と各種漢方薬の品種由来、性能、効果、用法、用量を主な研究対象とする学科が漢方薬学だ。広大な中国の大地には多種多様な天然薬草資源が生息している。勇敢で、知恵のある中華子女の研究と利用を経て、それらは人々と疾病と戦う有力な武器になり、中国医学史の発展に大きな貢献をした。後漢許慎の『説文解字』は「薬」という字に対して「病気を治す草は、くさかんむりに楽」と解釈した。当時の漢方薬は植物類が多いため、漢方薬は昔から「本草」とも呼ばれ、医学史は『神農本草経』『本草綱目』などの漢方薬学の専門書だ。中国では、先秦の時期は古代社会の漢方薬の起源段階と見なされている。太古初期の人々は薬物に対する認識は採食と狩猟から生まれたが、果物を食べる時に使う動植物の中には、痛みを緩和したり病気を治癒したり、中毒を起こしたり死に至ることがあることが徐々に発見されたため、自然産物の薬効と毒性に対する認識が生まれた。『淮南子』には、「神農は百の草を自分で舐め、一日に七十二もの毒にあたった」とある。この「神農は百の草を自分で舐め」という物語は、中国の祖先が薬物を試みて認識した困難な過程を反映している。生産力の向上に伴い、原始社会の末期に、採石、製錬の勃興により、人々は次第に鉱物に対して認識を持つようになり、鉱物薬を発見し、中国の漢方薬を植物、動物、鉱物の三種類に分ける基礎を作った。

歴史が進むにつれて、野生果実の采取と穀物の保管は中国古代の人々に自然発酵というすばらしい化学変化を徐々に発見させた。このような日常的な農業活動の中で、人々は醸造の基本技術を身につけた。例えば、殷の時代には酒の醸造がすでに非常に発達しており、人々は酒を楽しみの飲み物とするだけではなく、お酒には血の流れをよくする効果があるということを意識した。史料から見ると、文字の発明と応用は人々の薬物に対する認識を記録するキャリヤーとなり、殷商の金文にはすでに「薬」の文字が出現した。人々は薬物に対する認識と経験を文章を通じて記述・総括し、この時の薬物に対する認識が日増しに明確になり、その後の薬学発展の礎石になった。例えば、『詩経』や『山海経』などを通じて多くの動植物が記述されており、これらの多くは後に本草類の著作に収録されているが、これらは薬物を専門的に記録したものではない。医薬内容を専門に記述した最古の古典籍は、春秋戦国時代に現れた一九七〇年代の考古資料によると、安徽省阜陽で出土した『万物』は漢代の竹簡だが、その内容は春秋戦国時代に編纂されたものであり、合わせて七十種余りの薬物を載せ、複方に関する記録がある。ほぼ同時期に出土した『五十二病方』は戦国医書と鑑定され、薬方二百八十余方、薬物二百余種を記録し、薬物の製造、使用法、禁忌などの記述がある。このように、人々は苦労した試みと探索を経て、やっと薬物に対する認識が蒙昧から比較的に明晰に発展し、春秋戦国時代に薬学に対して専門的に記述する文字ができた。また、先秦時代の漢方薬の発展は後世の薬学著作に栄養分を提供しただけでなく、その後の薬物応用に貴重な経験を提供した。

秦漢になると、中国古代の薬学は一応の規模を備えて、薬学を専門に論じた著書が現れた。『史記』に記されているように、公孫陽慶は『薬論』を弟子の淳于意に伝授した。『漢書』によると、「本草」という言葉はすでに前漢末の薬学専門書の常用語になっただけでなく、多くの学者は本草学に精通しており、この時最も有名で最も重要な一部の本草学専門書は「神農」の名を借りて作った『神農本草経』だ。それは実際に当時の多くの学者によって編録され、後漢末年（二世紀）に完成し、秦漢時代の中国漢方薬学の最高レベルを代表し、そして後世の薬学発展に深遠な影響を及ぼした。同書は薬物三百六十種類以上を収載し、植物薬、動物薬と鉱物薬を含み、植物薬を主とする。その独特な点は薬物の三品分類法を創立し、すなわち薬物の性能・効果の違いによってそれを上、中、下の三品に分けることだ。「上薬」とは「命を養うを主る似って天に応ず」の薬物であり、毒副作用がなく、服用することで寿命を延ばすことができる。「中薬」とは「性を養うを主り似って人に応ず」の薬物であり、個人の体質によって用量を吟味しなければならず、適量にしなければ、養の作用に達しないと人体を損傷しやすい。「下薬」とは「病を治するを主り似って他に応ず」の薬物で、この薬の大部分は毒があり、病気を治す作用は強いもののしばしば副作用を伴うため、長期にわたって服用することはできない。これは中国の薬物学史において最も早い分類方法であり、その後の薬物分類に参考できる手本を提供した。また、『神農本草経』には、君・臣・佐使の概念と処方原則が提出された。すなわち、「上薬」は君の範疇に属し、「中薬」は臣、「下薬」は佐使の範疇に属すると考えられる。同書の『序録』には、「薬に君・臣・佐使有り、以て相宣摂す。合和するには、宜しく君を一、臣を二、佐を五に用うべし。又、君を一、臣を三、佐を九にすべし」とあり、この薬物配合原則は薬効の最適な治療効果を発揮し、毒性と不良反応を克服できることを指摘した。後に医師の処方配剤に有効な規則を提供し、当時人々はすでに薬物とその応用の複雑性を認識したことを反映した。例えば、同書の中で薬物は相畏、相反、共存、相殺などの情況があるだけではなく、寒、熱、温、涼の四気と酸、咸、甘、苦、辛の五味があると考え、配合の過程で薬物の相輔相成（相互に補い合う）、相生（互いが相乗効果で良い相性を生む）相克（お互いに力を弱め合う）に注意するだけではなく、更に用量の増減に注意し、中毒などの厳重な結果を招くように注意しなければならない。これらの記載は、その後の薬の臨床応用に積極的な役割を果たした。また、同書では、薬物の采取、加工、調製などについても述べ、薬の服用方法と法則を記載し、「大黄」や「黄連」など薬の効能、主治症状を論述し、「丹砂錬汞」という化学反応も記録し、当時の製薬化学が頭角を現していたことを示した。『神農本草経』は後漢以前の薬物応用経験を体系的にまとめたもので、中国の薬草学の基礎となったものと言える。

後漢から魏晋に入り、人々は薬物に対する認識が日々深くなり、臨床で応用する薬物の種類が日々増えているだけでなく、本草を専門的に論じる著作も日々豊かになっていた。比較的に代表的なのは『呉普本草』『名医別録』『雷公薬対』などであり、これらはすべて当時の薬学発展のレベルを反映していたが、『神農本草経』を超えたものは無かった。南朝梁の時代に至って、陶弘景は『神農本草経』を整理、充実させて『本草経集注』を完成し、ようやく秦・漢の薬学研究を前進させた。

陶弘景は幼い時から聡明で学問が好きで、十九歳の時にすでに諸王に侍読し、後に道家を心から信仰したので、上表して辞職を願い出て、深山で修行して学説を創立した。梁の武帝の信任が厚かったため、隠遁の山林でもしばしば朝廷の要事を諮問し、陶氏は「山中宰相」と称された。長期の練丹修道と仙薬訪問の過程で、陶弘景は豊富な医薬知識を蓄積しただけでなく、医学の古典に対しても深く研究した。魏晋以来の本草類の乱雑さを感じ、陶弘景は『神農本草経』に対して注釈整理を行い、その中に収録した薬物の誤りを訂正、拡張し、『本草経集注』と名づけた。同書では、薬を玉石、草木、虫獣、果など七種類に分け、『神農本経』などの薬性によって分類する方法を薬の自然属性による分類法に取って代わり、薬物の分類に対する再認識と思考を体現し、薬物の分類方法の進歩であり、千年に続いて中国古代薬物の分類の基本的な標準になった。その上で、『本草経集注』は病を綱とし、八十種類余りの疾患汎用薬を列挙し、「諸病汎用薬」の概念を提出し、列挙した薬に薬性を明記した。例えば、水腫を治療する汎用薬物はトウダイグサ、サジオモダカ、バズなどがあり、このような分類と記述方法は臨床での選択に便利だ。薬物を調製する面から見て、同書も『神農本草経』の理論より更に詳しく具体的で、また、湯剤、酒剤、丸剤、散剤、膏剤の五種類の剤型を紹介した。指摘したいのは、同書は薬物炮製の記述において従来のものより進歩があったとはいえ、当時の薬物炮製学の最高レベルを代表したものではないということだ。当時の薬物砲製の先進水準を詳しく記録した第一部著作は、南朝宋の薬学者・雷敦の『雷公砲炙論』だ。

同書は薬物の砲製方法を詳しく記述し、またどのような方法を通じて薬効を高め、薬物の副作用を軽減することができるかを指摘し、計三百余りの薬物砲製法を収録し、砲製学は本草学の分科として生まれ、存在する標識であり、後世の薬物砲製に経験と方法を提供した。

隋唐時代は中国古代歴史上の長期的な割拠局面を終え、南北の統一を完成した。隋から唐に入り、経済と文化が日に日に繁栄し、医学と薬学も長足の発展を遂げた。

この時、そのころの人に書かれた約二十種の本草類作品が出版され、採集、栽培、製薬などの専門書が含まれていた。開明の統治で医学教育が盛んに行われ、朝廷は医薬教育機構の設立を段階的に改善し、管理を強化し、太医署を設立しただけでなく、太医署に主薬、薬園師などの薬学類専門職を設置し、薬典の編纂と整備を積極的に行った。『新修本草』は唐代のような社会背景のもとて編修されたものだ。

長期にわたる戦乱のため、『本草経集注』は百余年の伝抄の中で誤りが多かった。唐代の経済が発達し、もともと本草類の著作に収録されていた薬物はすでに実際に存在した唐代の薬物種類をカバーすることができなくなったため、唐代の顕慶四年（六五九）に朝廷が詔書を出し、蘇敬などに命じて『新修本草』（『唐本草』）を編纂した。同書は中国史上初めて薬典の属性を持った官府が編纂した本草の著作となり、一五四二年に刊行されたヨーロッパのニュルンベルク薬典より八百年以上も前に書かれていた。この大作は全部で八百四十四種類の薬を収めて、薬物図譜を添付し、文字で説明し、世界の薬学著作の中で図文対照の先駆けとなり、唐代社会の発達と唐人構想の精巧さを体現し、当時の薬学の高度な発展を反映した。同書が世に現われると、すぐに海外に広まって、後世に伝えられるようになった。

また、開元年間（七一三〜七四一）の『本草拾遺』もその後の薬学研究に積極的な影響を与えた。同書の中で、著者の陳蔵器は実践経験によって大量の民間薬物を補充しただけでなく、薬物の功用によって、記録を宣、通、補、瀉、軽、重、滑、渋、燥、湿の十種類に分け、後世の薬物分類にもう一つの方法を提供し、効果による分類の基礎を築いた。この方法は、充実と発展を経て、方剤の分類にも応用され、啓発的な役割を果たした。また、『千金方』などの医薬文献によると、唐代にはすでに動物の組織、器官及びホルモン製剤で病気を治療したことがあった。例えば孫思邈はこの時、羊の甲状腺（羊靨）と鹿の甲状腺（鹿靨）で人の甲状腺疾患を治療した。また、『千両方』から見て、酵母類製剤は唐代に広く使われており、甄権が著した『薬性論』にも神曲（辛蓼、青蒿、杏仁などの薬に小麦粉や麩を混ぜて発酵させた一種の健胃消化機能を有する発酵剤）の効用、性質についての明確な記載があり、唐人の酵母類製剤に対する認識と使用を反映した。

五代になると、食物薬と外来薬の専門書が増えた。前の『千金方』はすでに食治（食事による治療）編を設けて食物薬物に対して特別な論述を行ったが、所論はまだ全面的ではなく、孟詵と張鼎が補補した『食治本草』は唐代以前の栄養学と食治の経験に対する全面的な総括であり、当時の食治レベルを代表しており、この時期の代表的な食治専門書だ。

唐代の研究成果を受け継ぐ宋代は、薬学の研究に対して更に研究と発展があった。宋代の統治者は経済、文化、医薬などの建設と発展を重視し、彫版印刷の発明と応用により、書籍の出版と印刷は新しい時代に入り、これは客観的に本草類の研究に有利な条件を提供した。宋代の開国時代には何度も大型官修本草の編纂を組織し、『開宝本草』『嘉佑補注本草』『本草図経』（『図経本草』）を出版した。そのうち、『本草図経』に添付された薬図は約九百枚であり、中国に現存する最も早い版刻本草図だ。その後、唐慎微が編纂した『経史証類備急本草』（『証明類本草』）には、千五百種余りの薬を載せて、各薬の処方・製法をその後に添付し、医薬と密接な結合の特徴を備えていた。また、同書に収入された資料に出典を明示した。宋代以前の多くの本草資料はその後、戦乱などの状況によって無くされた。人々は依然として同書によって以前の資料を見ることができるため、同書は非常に高い文献価値がある。

宋代の統治者が医薬に対する重視は、北宋国家薬局の設立にも反映された。一〇七六年、国が経営する熟薬所が京城・開封に設立され、その後に修合薬所と売薬所に発展した。このうち修合薬所はその後に「医薬合剤局」と改名され、売薬所は「恵民局」と改名された。この機構の設立は薬草検査、成薬生産の発展を促進しただけでなく、砲製技術の向上を促し、製剤を規範化した。薬局の設立は北宋の創挙だけではなく、中国ひいては世界薬学の発展史にも影響を与えた。同じ時期の他の文献から見て、昇華法で竜脳、樟脳などを抽出した宋代の技術は、当時の薬学製剤の先進性と偉大な業績を反映した。

金・元時期の社会は不安定で、医薬学界の学術争鳴はこの時期の薬学理論の推進剤だ。本草の著作から見ると、この時の作品は医学者の著作が多く、臨床薬物学の特徴があり、実践の指導性と操作性が強かった。例えば劉完素の『本草論』、張元素の『臓腑標本薬式』、李杲の『薬類法象』、朱震亨の『本草誘導体補遺』などはそうだ。これらの共通の特徴は、薬効の原理に対する検討を重視した。以前の研究をもとに、比較的に完備な法相薬理モデルを確立した。このような努力は古代漢方薬学の薬理内容を豊かにしたが、機械的な推理によって後世に多くの論争を引き起こした。また、元代・忽思慧の『飲膳正』は当時の社会におけるモンゴル族と回族の飲食習慣と食療方薬を網羅的に記録し、食餌療法の専門書であり、当時の少数民族の食療方法を知る上で非常に価値があった。医薬交流の角度から見て、元代の医薬交流は広範で、比較的に代表的な例は、回回（=回族の人、中華人民共和国成立以前のいわゆる旧社会の言葉）薬物院の創立とアラブ医薬との交流だ。

時代の発展に伴い、それまでの薬物学の専門書に記述された内容は、時代の発展と転換の歩みについていけなくなり、明代の薬学研究の要求を満たすことができなかった。そのため、弘治十八年（一五〇五）、統治者の詔勅により劉文泰が『本草品彙精要』を改訂し、千八百十五種の薬物を収録し、彩色薬図と製薬図千三百八十五幅を描き、同書は明代全体の中で最大の官修本草著作となり、当時の人の薬物に対する認識の深さを反映した。乱雑な体裁だったため、同書は明代本草学の最高の業績を代表するものではなく、明代薬学の集大成は李時珍が編纂した『本草綱目』だ。

『本草綱目』は二十七年に渡って編纂され、五十二巻に分かれ、千八百九十二種類の薬物、千百余りの絵を描き、一万千九十六の処方をを載せ、総合的な本草の経典著作であり、世界の科学技術の発展史において重要な地位を持っている。同書の中で、李時珍は部を綱にして、種類を目にして、薬の自然属性によって、金、火、土、金石、草、谷、野菜、果物、鳥、獣などの十六冊に分けて、これらにはそれぞれいくつかの種類を設け、低等から高等まで、無機から有機までの配列を示し、作者の進歩した薬物分類観を反映し、その後の薬物分類に積極的な影響を与えた。薬物の記述において、李時珍は薬物の形態、産地、性味、効能などを詳しく述べ、先人の経験だけでなく作者自身の経験と総括を持っており、作者の厳密な治療態度と独自の視角と見解を体現した。進歩性から見ると、「金石草木を服用して仙人になって天に上る」という暴論を批判し、かつて一世を風靡した服石・錬丹で長生を求める思想に対して有力に批判し、作者の進歩的な科学観を体現した。

「本草綱目」には、薬の効果などの記録があるだけでなく、人体の生理、病理、予防などの知識があり、植物学、動物学、鉱物学、農学、物理学、天文学など多くの学科に関連し、百科事典として称賛され、明代社会の人々の自然科学に対する探求を反映し、中国古代医薬学史の貴重な遺産だ。『本草綱目』が成書してから、すでに多国籍の文字に翻訳され、海外に名を広め、世界医薬と科学技術の発展に深遠な影響を及ぼし、積極的な推進作用を果たした。

清代本草学の専門書は主に先人の著書に対する補充、改訂、考証を主とし、これも清代の考拠学が高度に発展した顕現だ。比較的に代表的な作品としては、趙学敏の『本草綱目拾遺』、呉其濬の『植物名実図考』などがある。これらの本草学著作の中で、一部の専門書は比較的に強い臨床の実用価値があり、薬物のにおい、機能、禁忌などに対して厳密な考証と詳しい説明を行い、そしてそれが適用する病証について記述した。例えば、呉儀洛の『本草新』、黄宮繍の『本草求真』などはそうだ。また、清代の専門書は豊富であり、例えば章穆の『調疾食弁』、王孟英の『随息居飲食譜』などは当時の比較的に代表的な食事療法の専門書だ。

漢方方剤学

中国の方剤学は古く長い歴史を持っている。史料文献から見ると、先秦から宋・金・元の時代の方剤学は主に方剤の実用性の発掘に重点を置き、方剤の臨床応用における効果を重視した。明清以後の文献は主に古代医学における方剤学の理論的な研究を反映しており、臨床応用に対する総括だ。

前に述べたように、二十世紀七十年代に出土した文物から見ると、一九七三年に湖南長沙馬王堆で出土した『五十二病方』は現存する最も古い方書（方剤を専門に記載または論述する著作）として、最も遅く戦国末期に、中国古代の人々はすでに比較的に成熟した遣方用薬（薬の調合と服用法を指示する）の経験があったことを説明した。一九七七年に安徽省阜陽で出土した『万物』は、遅くとも春秋戦国時代には、人々が復方（二種類以上の処方を組み合わせて作った薬）で病気を治療していたことを証明した。これらは中国古代社会の人々の処方箋の応用と研究だ。

両漢時代の方剤学の成果は主に『黄帝内経』と『傷寒雑病論』に保存されている。『黄帝内経』のいわゆる「主病之謂君、佐君之謂臣、応臣之謂使」は、「君臣佐使」という組織、制方の基本構造を示す現存する最古の文献だ。さらに、より包括的な治療法と理論をまとめ、方剤を大、小、緩、急、奇、偶、復という「七方」に分類し、臨床経験に基づいて、生鉄落飲、半夏秫米湯など十三の方剤を記載した。これらの方剤は一定の臨床効果があるが、人々と疾病との闘争の需要を満たすことができなく、特に疫病のような伝染性のある頑固な疾病に対して、以前の方剤文献は良好な治癒効果が得られなかった。

張仲景の『傷寒雑病論』が現れて、やっとこの問題を基本的に解決し、中国古代医学における方剤学の研究を一歩前進させた。『傷寒雑病論』は張仲景が先人の経験と自身の臨床経験に基づいて書いた医学著作であり、晋代の王叔和と宋代の林億らの修撰を経て『傷寒論』『金匱要略』に分けた。そのうち『傷寒論』は処方箋百十三枚、『金欠要略』は処方箋二百四十五枚を掲載した。収録された処方の多くは組方（複数の生薬を組み合わせる）が謹厳で、薬を選ぶのは適切で、臨床ではとても良い治癒効果があり、古今の医家に感服されたので、『傷寒雑病論』は「方書の祖」と尊ばれても過言ではない。後から多くの処方箋が張仲景の処方箋から変化してきたため、同書の組方が精巧で、しかも薬品使用の規則に手本を示したことが十分にうかがえる。

歴史的にみると、後漢以降の魏・晋・南北朝時代は、戦乱が頻発した時代だった。動乱の時代には疾病が頻繁に発生していたが、漢方薬材料は交通条件によって制限され、運送しにくい。このような社会現状は、客観的に人々が丸（漢方薬の剤形）、散（粉末の薬）などの携帯と保存に便利な薬物製剤の研究を刺激し、そして薬品の使用は簡便、迅速であることを求める。葛洪の『肘後備急方』はこの歴史時代の産物だ。それは東晋時代に完成された本であり、記録された処方箋は救急を主としていた。「肘後」とは、袖の下や袂の事で、手軽なという意味があり、ここでは人が緊急な時に簡単にできる応急処置方法という意味で、迅速で有効なことを重要とし、例えば収録された処方箋は脳卒中、失神、溺死、中毒、外傷などの急病を治療することが多い。数量から見れば、同書は単方（他の薬剤を加えず、その薬剤だけで薬を作る）五百十枚、複方四百九十四枚であり、同書に収録された処方箋の広範性を体現しただけでなく、同書の実用価値を説明するのにも十分だ。ほぼ同じ歴史時期の『小品方』と『劉落子鬼遺方』もこのような実用性を主な特徴とし、この歴史時期の方剤学研究に対する客観的な要求を表現した。『小品方』は陳延之の作であり、『傷寒雑病論』以来の経験の総括と整理であり、傷寒、疫病に対する治療を重視している『劉落子鬼遺方』はもともと劉落子が晋初に編纂したものであり、斉（南朝）の龔慶宣により本にまとめられた。同書は、主に晋以前の金瘡、湯火傷などの外科疾病薬品の使用経験を総括したので、その処方は簡単で実用的なものが多く、現存した最古の外科処方書で、当時の外傷治療の医学的成果を体現した。

隋唐時代は中国封建社会の頂点であり、特に唐代は、経済、文化、医療、教育などの多くの面で非常に輝かしい成果を収め、世界発展の中心になった。史料によると、隋唐の方書は多く、『隋書・経籍志』に掲載されたものだけで二百五十六種、計四千五百十巻があるが、戦争などの歴史的要因により、いくつかの文献が転々とし、隋唐の方書は散逸されたものが多く、現存する隋唐方書は主に「外台秘要」に収録されたものだ。同書は唐初の王燾が整理・編纂したもので、四十巻、千百四門に分けられ、六千八百余りの処方箋が収められている。同書の主な貢献は、唐代以前の医方を大量に保存・整理したことであり、先に述べた『小品方』、『劉子鬼遺方』などは王燾の『外台秘要』によって保存され、後世に唐代以前の医学方剤を研究・勉強するために信頼できる資料を提供した。また、孫思邈の『備急千金要方』（『千金要方』）と『千金翼方』は唐代の医薬先進水準を代表する医薬著作と見られる。内容を見ると、『千金要方』は処方箋五千三百枚を収録し、『千金翼方』は処方箋二千二百枚を収録し、『千金要方』に収録された資料を補充・補佐した。体例から見ると、孫思邈は「婦人方」を各類の方剤のトップに挙げ、その後に『少小嬰孺方』巻を設置した。このような配置は当時の婦・児二科の医学発展のレベルを示しただけではなく、作者が婦人と子供の疾病に対する重視をも体現した。これは封建社会の中で非常に貴重な人道主義精神の現れであり、唐代社会の女性・児童に対する尊重と当時の社会文明のレベルを反映した。記載された処方を見ると、孫思邈は夫婦の子供が出来ない治療において、男、女の差異に注意し、夫婦双方に別々に処方して治療し、作者の科学思想を反映した。同時に、清熱解毒薬物の応用を非常に重視し、それを温病の治療に応用し、良好な治療効果を得た。また、孫思邈は著書の中で食事療法を特設し、「食治」の巻で食事療法の方法と効果、及び薬膳の処方を述べ、漢方医学における食事療法の地位を高めた。また、同書の中には保健、美容の方法を記録し、相応の処方箋を添付した。これらの内容は後世の美容保健に信頼できる経験と方法を提供しただけでなく、漢方医学の養生内容を豊富にして、養生の重要な作用と地位を強化した。著者らは、孫思邈時代の方剤研究の成果と先進性を観察し、このことから孫思邈が置かれた時代の処方箋研究の成熟と先進性がみられる。

唐代の発達した医学水準は宋代の医療発展のために良い基礎を築いた。五代十国の混戦と破裂を終えた後、宋代の支配者は科学・技術・文化などの向上を強化した。医薬分野の強化もその重要な一環だ。開国の初め、統治者は官修書の編纂と整理を非常に重視し、文学類の書籍をはじめ、医薬書も官修典籍の重要な一部であった。有名な官修医学書は主に『太平聖恵方』と『聖済総録』を代表とした。

その中に『太平聖恵方』は千六百七十門に分けられ、処方箋一万六千八百三十四枚を載せ、理論と実践が密接に結びついている医学処方書であり、臨床研究に対して重要な指導作用がある。

『太平恵民合剤局方』は「太平恵民合剤局」の設立後に生まれた。「太平恵民合剤局」は北宋政府が運営した最初の薬局で、その設立は中国古代薬物製剤の製剤生産を規範化させた。これによって、中国古代の医薬品製剤と成薬は販売と管理の新しい段階に入った。「太平恵民合剤局方」はこの歴史的な時期の産物であり、大量の漢方薬の成薬方剤を保存し、中国史上初めて政府が編制した成薬典であり、その中に収録された方剤は今でも臨床に応用され、良好な臨床治療効果を有した。

また、当時の彫版印刷技術の一般的な応用により、宋代の出版業は急速に発展し、個人の医学書も大量に出現した。比較的に有名なのは、許叔微の『普済本事方』、厳用和の『済生方』、蘇軾と沈括の『蘇沈良方』（北宋の沈括の編纂による『良方』と蘇軾の編纂による『蘇学士方』の二冊による合本である）などがある。これらの医学書はいずれも後の薬剤学の研究と発展に貴重な資料を提供した。

指摘しなければならないのは、北宋から南宋への移行の中で、理学は次第に文人集団の風尚となり、「格物致知」思想の影響下で、医学研究も実践を重視し、薬物の実用性を重視する方向から薬方義理へのアプローチが現れた。そこで、金元時代の成無己の『傷寒明理論』、劉完素の『宣明論方』、李杲の『脾胃論』などが現れた。これらの著作で論じられた漢方薬は臨床のために信頼でき、実用的な処方薬を提供しただけでなく、後世の薬学研究のために学術研究の領域を広げた。例えば成無己の『傷寒明理論』は『傷寒論』に記載された二十例常用処方の原理、薬物の配合関係を系統的に論述し、これはその後の処方学研究が理論研究を重視するために方向とモデルを提供したことに疑いがない。

明代医薬の発展は高速に進み、李時珍の『本草綱目』は明代の本草学研究の発達と先進水準を示した。しかし、『本草綱目』は医学処方が多く、方剤学研究に豊富な宝物を提供したが、同書は明代方剤学研究の先進レベルを代表するものではない。明代の方剤研究の先進的な水準をよく反映したのは、明代初期に朱橚基が編纂した『普済方』だ。十五世紀初めに成書され、処方箋六万千七百三十九枚が記載され、膨大な冊数で、中国古代最大の方剤書籍だ。同書の中で、編纂者は明代以前の医学書とその他の関連著作を広く収集し、そしてそれを分類・整理・集録してまとめた。原本は散逸していたため、現在見られるのは清代の『四庫全書』に収録されている四百二十六巻だ。記載によると、「普濟方」の原作は百六十八巻、二百十七種類に分けられ、計七百八十八法、附図二百三十九幅がある。内容は臓腑の形、傷寒雑病、婦人科、外科、小児科などに及ぶだけでなく、多くの疾病の治療法を載せている。その便利さは、著者が列記した各病証に処方箋がついていることだ。人々は病気によって処方箋を調べ、更に多くの処方剤の中で選択するだけで病気を治すことができ、これもその実用的なところだ。だから刊行されてから、多くの人に転々と伝えられて、同書の重要性と実用価値が分かる。

開国初年のこのような方剤大作は、明代の方剤学研究として堅実な基礎を築き、『普済方』に続いて明代に大量の方剤研究を主とする医学書が現れた。例えば、呉昆が釈方訓義の視角から著した『医方考』は、中国第一部の方論専門書だ。施沛が著した諸方の源流を遡り、その派生を主線とした「祖剤」などは、その後の方剤学研究に貴重な資料を提供しただけでなく、明代方剤学研究の多様な特徴を示した。このことから、明代から中国の方剤学研究が理・法・方・薬の融合に向かって進み、実用的なものから理論的なものへと進んでいることが分かる。この点は、清代方剤学の発展において特に顕著だ。

清代の方剤研究は、世間に残っている方書から見れば、巻帙浩繁（書物の量がおびただしい）の方書がめったにない。広い範囲から出発し、最終的に簡約の方剤専門書に達したことが多かった。このように、清代の方剤研究は衆家の長所を取り入れてまとめ、さらに理論上にも革新があった。例えば、『医方集解』『古今名医方論』『医方論』などの方書は、明代『医方考』の視点で、製方理論、薬物配伍関係などに対して専門的かつ詳細な検討を行った。『傷寒論翼』などの方書は『傷寒論』に記録された処方の解釈と弁証だけでなく、その方剤の製法についても深く検討していた。体例から見て、当時の方書は、書き方と編成で薬物の効果を話すことが多く、更に主治の特徴を挙げ、分類の上でも功用と治療法による分類方法が現れて、現代の処方学分類に視角を提供した。

要するに、長期的な探求と実践を経て、中国古代方剤学は長い歴史の中で輝かしい発展を遂げた。先秦から宋・金・元の時代には、古代の方剤学は主に実用性を主とし、宋明理学（またの名を道学という）が現れた後、方剤学研究は次第に実用性研究から理論研究に移行した。明・清の時代に至り、中国の方剤学は多元化の発展を呈し、方剤の実用性についての検討があるだけでなく、薬物の配合などの理論的な解釈もあり、中国古代方剤学研究の日々の精進と完備を体現した。

原典を読む

『難経・六十一難』

経言、望而知之謂之神、聞而知之謂之聖、問而知之謂之工、切脈而知之謂之巧。何謂也。

望而知之者、望見其五色、以知其病。聞而知之者、聞其五音、以別其病。問而知之者、問其所欲五味、以知其病所起所在也。切脈而知之者、診其寸口、視其虚実、以知其病、病在何臓腑也。

『脈経』序

脈理精微、其体難弁。弦、緊、浮、芤、展転相類、在心易了、指下難明。謂沈為伏、則方治永乖。以緩為遅、則危殆立至、況有数候俱見、異病同脈者乎。

夫医薬為用、性命所系、和、鵲至妙、猶或加思。仲景明審、亦候形証、一毫有疑、則考校以求験。故傷寒有承気之戒、嘔噦発下焦之問。而遺文遠旨、代寡能用。旧経秘述、奥而不售。遂令末学、昧於原本、互茲偏見、各逞已能。致微屙成膏肓之変、滞固絶振起之望、良有以也。今撰集岐伯以来、逮於華佗、経論要訣、合為十巻。百病根源、各以類例相従。声色証候、靡不賅備。其王、阮、傅、戴、呉、葛、呂、張、所伝異同、鹹悉載録。誠能留心研窮、究其微賾、則可以比蹤古賢、代無夭横矣。

『瀕湖脈学・脈学七言訣・浮脈』

【体状詩】
浮脈惟従肉上行、如循楡莢似毛軽。三秋得令知無恙、久病逢之却可驚。
【相類詩】
浮如木在水中浮、浮大中空乃是芤。拍拍而浮是洪脈、来時雖盛去悠悠。
浮脈軽平似撚葱。虚来遅大豁然空。浮而柔細方為濡、散似楊花無定蹤。
浮而有力為洪、浮而遅大為虚、虚甚為散、浮而無力為芤、浮而柔細為濡。
【主病詩】
浮脈為陽表病居、遅風数熱緊寒拘。浮而有力多風熱、無力而浮是血虚。
寸浮頭痛眩生風、或有風痰聚在胸。関上脾虚肝気旺、尺中溲便不流通。

『十問歌』（一）

『景岳全書・伝忠録・十問篇』

一問寒熱二問汗、三問頭身四問便、五問飲食六問胸、七聾八渇俱当弁、九因脈色察陰陽、十従気味章神見、見定雖然事不難、也須明哲毋招怨。

『十問歌』（二）

陳修園『医学実在易・問証詩』

一問寒熱二問汗、三問頭身四問便、五問飲食六問胸、七聾八渇俱当弁、九問旧病十問因、再兼服薬参機変。婦人尤必問経期、遅速閉崩皆可見。再添片語告児科、天花麻疹全占験。

『本草綱目・菊』（抜粋）

菊、春生夏茂、秋花冬実、備受四気、飽経露霜、葉枯不落、花槁不零、味兼甘苦、性稟平和。昔人謂其能除風熱、益肝補陰、蓋不知其得金水之精英尤多、能益金水二臓也。補水所以制火、益金所以平木。木平則風息、火降則熱除。用治諸風頭目、其旨深微。黄者入金水陰分、白者入金水陽分、紅者行婦人血分、皆可入薬。神而明之、存乎其人。其苗可蔬、葉可啜、花可餌、根実可薬、嚢之可枕、釀之可飲、自本至末、罔不有功。宜乎前賢比之君子、神農列之上品、隠士采入酒斝、騒人餐其落英。費長房言九日飲菊酒、可以辟不祥。『神仙伝』言康風子、朱孺子皆以服菊花成仙。『荊州記』言胡広久病風羸、飲菊潭水多寿。菊之貴重如此、是豈群芳可伍哉。

『医方集解』序

孔子曰、能近取譬、可謂仁之方也已。夫仁為心性之学、尚不可以無方、況於百家衆芸、可以無方而能善此乎。諸芸之中、医尤為重。以其為生人之司命、而聖人之所必慎者也。窃嘗思之、凡病必有癥、癥者、証也、有斯病必形斯候者也。証必有脈、脈者臓腑、経絡、寒熱、虚実所由分也。有与証相符者、有与証不相符者、必参験之、而後可施治者也。察脈弁証而方立焉。方者、一定不可易之名。有是病者、必主是薬、非可移遊彼此、用之為嘗試者也。

方之祖始於仲景。後人触類拡而充之、不可計殫、然皆不能越仲景之範囲。蓋前人作法、後人因焉。創始者難為力、後起者易為功。取古人已験之成規而斟酌用之、為効不既易乎。然而執方医病、而病不能瘳、甚或反而殺人者、又何以説焉。則以脈候未弁、薬性未明、惑於似而反失其真、知有方而不知方之解故也。

方之有解始於成無己。無己慨仲景之書後人罕識、爰取『傷寒論』而訓詁之、詮証釈方、使観者有所循入。誠哉仲景之功臣、而後覚之先導矣。厥後名賢輩出、謂当踵事増華、析微闡奥、使古方時方大明於世、寧不愉快。夫何著方者日益多、註方者不再見。豈金針不度歟、抑工於医者未必工於文、詞不能達意、遂置而不講歟。迄明、始有呉鶴皐之集『医方考』、文義清疏、同人膾炙、是以梨棗再易、豈為空谷足音、故見之而喜歟。然呉氏但一家之言、其於致遠鈎深、或未徹尽。茲特博采広捜、網羅群書、精窮奥蘊、或同或異、各存所見、以備参稽。使探宝者不止一藏、嘗鼎者不僅一臠。庶幾病者観之、得以印証。用者拠之、不致径庭、寧非衛生之一助歟。

或曰、善師者不陳、得魚者忘筌。運用之妙、在於一心、何以方為。余曰、般倕不棄規矩、師曠不廃六律。夫『易』之為書、変動不居、然亦有変易、不易二義、故曰、蓍之徳円而神、卦之徳方以智。夫卦誠方也、豈方、智之中遂無円神之妙也哉。吾願読吾書者、取是方而円用之、斯真為得方之解也已。

康熙壬戌歳陽月、休寧訒庵汪昂題。

漢方医学臨床学科の歴史と発展

二千年余りの発展の過程で、漢方医学の臨床学科には何かハイライトがあるか?漢方医学は一部の病気が他人に伝染することができることを知っていたか。漢方医学は疾病の伝染は細菌、ウィルスと関係がある以外に、他の要素と関係があると考えているか。ノーベル医学賞を受賞したマラリア治療のアーテミシニンは漢方医学と関係があるのか?小児急性伝染病天然痘のワクチン接種は中国人が発明したのか。古代漢方医学には眼科の手術があったか?古代漢方医学はなぜ糖尿病を「消渇」と呼んでいたか。糖尿病人の尿に糖があると記載されたのはどの漢方医学典籍だか。これらの医学問題は、以下の文章でも明確な答えが与えられる。

漢方医学内科の歴史と発展

一

中国伝統医学の学科区分は、先秦時代の周王朝に記録されていた。『周礼・天官・冢宰』によれば、医事を司る専門分科に医師、食医、疾医、瘍医、獣医がいた。その中の「医師」は衆医の長で、「医学の政令を掌して、薬物を集めて共に医事を行う」といい、後者の四つの専門分科のうち「疾医」は内科医にほぼ相当する。以後、社会の発展と進歩に伴い、伝統漢方医学の基礎理論は次第に体系化され、日に日に完備になった。臨床漢方医学の内容はますます豊富になり、医学の分科もますます細分化された。

漢方医学内科に含まれる範囲と内容は、外感時病と内傷雑病の二つに大別できる。外感時病は風、寒、暑、湿などの外からの邪気が人体に侵襲することによって引き起こされた疾病であり、その発病は季節、季節、気候と関係があることが多い。内傷雑病は、臓腑内傷と機能不調をもたらす諸々の病因が引き起こした疾病であり、その病因と発病は比較的に複雑であるため、内傷雑病と呼ばれる。

外感時病はまた傷寒と温病の二種類に分けられる。漢方医学内科はその自身の発展過程で特殊性を持つため、傷寒と温病は広義の漢方医学内科の範囲内に含まれることもできるし、相対的に独立した学科とすることもできる。そこで漢方医学内科の広義と狭義の区別ができた。広義の漢方医学内科は傷寒、温病と内傷雑病を含み、狭義のは特に内傷雑病を指す。

後漢末、「勤求古訓、博采衆方（勤めて古訓を求め、博く衆方を采る）」の張仲景は『傷寒雑病論』を著し、臨床漢方医学体系の確立を示した。しかし、当時の社会全体が動揺しているため、原書は広く伝わっていなかった。その後間もなく、魏晋の王叔和が張仲景の『傷寒雑病論』に記載された傷寒の部分を編次・整理し、『傷寒論』という名で世に広まった。北宋の治平年間には、校正医書局は古代の医籍（医学に関する書籍）を大規模に整理し、張仲景の『傷寒雑病論』に記載された雑病の部分を再整理し、『金匱要略方論』と命名して世に流行した。

北宋以降、『傷寒論』は急速に広く伝わり、傷寒を専門に研究する医家、医著も盛んになった。例えば、北宋の龐安時の『傷寒総病論』、韓祇和の『傷寒微旨論』、朱肱の『類証活人書』、宋・金・元時代の郭雍の『傷寒補亡論』、成無己の『註解傷寒論』、許叔微の『傷寒百証歌』『傷寒発微論』など。明・清時代以降、方有執の『傷寒論条弁』、張誌聡の『傷寒論集註』『傷寒論印宗』、張錫駒の『傷寒論直解』、喩嘉言の『傷寒尚論篇』、柯琴の『傷寒来蘇集』、徐大椿の『傷寒論類方』『傷寒約編』、尤怡の『傷寒貫珠集』、陳念祖の『傷寒論浅註』などは、すべて影響が大きい傷寒専門書であり、これは漢方医学内科の外感時病分科の中で一つの傷寒学派を形成した。

温病は比較的に独立した学科として、その形成時間は傷寒より遅かった。それは金・元の時代から始まり、明・清の時代に成熟した。金・元の時代には、劉完素は『内経』の関連内容を結び付け、火熱の邪による人の疾病の病因、病気機序について深く解明し、公然と「火熱の邪による疾病の広範性」を提出した。これは理論的に温病病因学の基礎を築き、明・清時代以後の温病体系の形成に深い影響を与えた。元末明初の医者・王履は、より明確に、温病と傷寒を混同してはならないという医学の主張を提出した。明代末期、呉有性が『温疫論』を著した以来、大量の温病学専門書が出現し、漢方医学内科の外感時病分科に温病学派を形成した。

二

外感時病の傷寒、温病と比べ、内傷雑病は漢方医学内科の発展史において更に多くの医書を生み出した。漢方医学内科発展史の全体的な過程から見て、内傷雑病類の独立した成書に属する内科医書が出現したのは金元の時からだ。しかしこれは金元以前の漢方医学古籍に内傷雑病の内容がないことを意味するのではなく、逆に宋代以前の大部分の漢方医学古籍には内傷雑病の診断と治療の内容が多かれ少なかれ記載されている。ただ、これらの医書は内傷雑病の専門書ではない。

華佗の作と伝えられる『中蔵経』の漢方医学内科の発展に対する貢献は、まず臓腑弁証の内容に対して系統的にまとめた。すべての臓腑の弁証に対して、虚実寒熱のいくつの方面から、四診の臨床症候と結び付け、比較、分析と論証を行い、筋道が明晰で、内容が豊富で、理解と運用を把握しやすい。次に、臨床実用の視角から常用処方薬剤型の機能特徴と治療優勢について論述した。湯剤は臓腑を洗い流し、経絡を開通し、陰陽を調和させ、悪を取り除き、枯れるものを潤し、肌を悦養し、気力を養うと考える。丸薬は風冷を駆除し、難病を破れ、蓄積を消し、脾胃を補い、血と気を調節し、関・竅を開き、「緩然参合」の効果・特徴がある。散剤は風寒暑湿の気、寒湿穢毒の邪を取り除き、四肢のうっ滞を解消し、五臓の結伏を剪除し、腸と胃を開き、経・脈を通す。また、常用治療法の汗法、下法、吐法、補法などの適応症と禁忌症について理論的に提示した。第三に、病気治療の具体的な処方箋については、生薬の選択と配合は質素・簡潔で、薬の効きが速くて大きいという特徴を持ち、病邪を祓い、血気を通し、陰陽を整える効果がある。

魏・晋以降の臨床医学書については、『隋書・経書志』『新唐書・芸文志』を考察すれば、この時期の医学書は数百種類にも達していた。その中で、後世に伝えられたのは葛洪の『肘後方』、陳延之の『小品方』、范汪の『范東陽方』、徐嗣伯の『風眩方』、姚僧垣の『検方』などには、臨床治療学の内容が豊富に記載されていた。

隋唐の時代に、三部の大型医学書が生まれた。つまり、巣元方の『諸病源候論』、孫思邈の『千金方』、王燾の『外台秘要方』だ。

『諸病源候論』は臨床病理学専門書で、臨床各科疾患の病因、病機、病症、症候などに対して、すべて臓腑、経絡の生理、病理の視角から深くて具体的な分析と総括を行い、臨床で具体的な病証に対する弁証・診断及び治療方法の確定に理論的な根拠を提供し、特に内科疾患の病理認識に深遠な影響を与えた。

『千金方』は『千金要方』三十巻、「千金翼方」三十巻を含め、大規模な総合的な臨床医学書であり、臨床各科疾患の病因、病機、診断、予後、病症の特徴、治療方薬及び養生、予防などが記載され、臨床医学の百科事典とも言われている。

『外台秘要方』は孫思邈の『千金方』に続いて、もう一つの大規模な総合臨床医学大作であり、臨床各科疾患の分類編成において、より合理性と科学性があり、内容もより充実しており、両晋から隋唐時代の臨床治療学の基本発展状況を反映した。例えば、肺病（肺結核）の臨床症状の特徴を詳細に書かれた▽消渇病（漢方では、糖尿病を「消渇」といい）に対する甘い尿の症状を発見し、さらに尿液が甘くなる機序を分析した▽黄疸の治療過程において、白綿布で尿液の色変化を検査し、それが好転と治癒を判断する重要な指標とした。これらはすべて当時の医学発展水準を反映した。その中に記載された豊富・多彩な治療方法は、漢方医学治療学の宝庫だ。

三

宋代以降、金・元の時代にかけては、漢方医学内科学発展の最盛期だった。一つは唐代以前の臨床治療学を継承する基礎の上で大量の医学方書を生み出したことだ。第二に、金・元時代において医者の学術争鳴が出現し、それによって漢方医学内科学を飛躍的に発展させた。その中で『太平聖恵方』百巻のように、各種類の臨床各科疾患を千六百七十門に分け、各種の病症には豊富な治療方剤が載せられ、合計で一万六千枚以上の処方箋が載せられている。『聖済総録』二百巻には、二万枚近くの病気治療処方箋を収め、治療する病症には諸風、諸痺、諸瘧（マラリア）、霍乱、臓腑虚実諸証、心腹痛、消渇、黄疸、胸痺、嘔吐、痰飲、咳、諸気、吐血、衄血（＝出血）、蓄積、下痢、水腫、脚気、腰痛、虚労、伝屍（肺結核の古称）骨蒸、諸淋など数十種類の疾患がある。また、『太平恵民和剤局方』に記載された藿香正気散、逍遥散、香連丸などは、内科の雑病を治療する常用処方としてずっと後世の医者に応用されて衰えない。

この時期の学術争鳴の代表的な医家は劉完素、張従正、李輝、朱震亨であり、その他にも学術の師承に密接な関係がある張元素、羅天益、王好古、戴元礼などもいた。彼らはすべて、『内経』の関連理論を継承し、その上で自分の医学臨床実践を結合し、ある方面の医学理論とそれに関連する治療薬の使用方法について深く研究した。そのため、臨床治療において、それぞれの特色を備えた臨床医学四流派、すなわち寒涼清火派、峻薬攻邪派、調補脾胃派、滋陰降火派が生まれ、豊富な学術著作が世に伝わった。例えば、劉完素の『素問玄機原病式』『素門病機気宜保命集』『宣明論方』『三消論』など医書、張従正の『儒門事親』、李輝『内外傷辨惑論』『脾胃論』『医学発明』など医書、李輝の先生・張元素の『医学起源』『臓腑標本薬式』など医書、李輝の弟子・羅天益の『東垣試効方』『衛生宝鑑』、李輝の遺著を整理した『蘭室秘蔵』など医書、朱震亨の『格致余論』『局方発揮』、その弟子の戴元礼が編著した『金匱鉤玄』『丹渓心法』『丹渓治法心要』『脈因証治』『推求師意』『証治要項』など医書は、いずれも臨床指導の意義が高い。

明・清以後、漢方医学内科は内科雑病の発展において三つの方面に要約することができる。第一に、金・元以前の継承、総括とさらなる発展をしたことだ。第二に、おびただしい数の医書が生み出されたことだ。第三に、臨床弁証治療の薬品使用に特色のある多くの医者が現れたことだ。大規模な総合医学書は楼英の『医学綱目』四十巻のように、陰陽・臓腑を綱として、各臓腑の所属する病気を目にした編成方法で、臨床各科疾患の弁証・治療・方薬を陰陽・臓腑の下に統括させ、医学理論知識の面でも、病気を治療する方薬の面でも非常に豊富な内容があり、異病同治の特徴を体現した。孫一奎が著した『赤水玄珠全集』は、『赤水玄珠』三十巻、『医旨緒余』二巻と『孫文垣医案』五巻を含み、各種の病証の表裏、気血、虚実、寒熱などの症候の属性と定位について詳しく分析し、いくつかの古今の紛らわしい病証の名称に対して精密で適切な鑑別を行い、治療薬の指導に非常に価値がある。王健堂の『証治準縄』四十四巻の中に、『雑病証治準縄』八巻、『雑病証治類方』八巻に記載された各種内科雑病の弁証診断と治療方法は豊富であり、主要なものと副次のものは備え、しかも項目ははっきりしており、「幅広いが雑ではない。詳細だが、要領がある」の特徴がある。武之望が著した『済陽綱目』一〇八巻の内容は、内科雑病の弁証・治療・方薬を主とし、歴代の医者、特に金元以後の医者が著した医書の内科雑病に関する内容百余り、処方箋七千枚以上を収録した。張介賓が編著した『景岳全書』六十四巻の中に、『雑証謨』二十九巻に内科雑病の弁証診断と治療方法を記載し、『新方八陣』二巻、『古方八陣』九巻に病症の具体的な治療方法を記載し、張景岳の療病・投薬の特徴を反映した。清代の医者沈金鰲が著した『雑病源流犀燭』三十巻には、主に内科雑病の弁証・治療・方薬を記述し、内容は豊富だ。

他にも張三錫の『医学六要』十九巻、張路玉の『張氏医通』十六巻、馮兆張の『馮氏錦嚢秘録』五十巻、陳夢雷、蒋廷錫などが朝廷の命令で編集を主宰した『古今図書集成・医学部全録』五百二十巻、呉謙が編集した『医宗金鑑』九十巻などは、内容が豊富な大型総合医書だ。

四

明・清の時代に、医者個人が著した内科臨床弁証治療の医書は、数十部以上あった。例えば、薛己の『内科摘要』二巻のように、内科雑病の治療法に李輝の影響を受けたが、それにはまた革新があり、脾臓、腎臓、肝臓の三臓から内科雑病の虚損性疾患を治療することが得意であり、脾臓で脾虚から弁証・治療し、補中益気湯を善用し、また自分の臨床経験と結合し、症状に従って加減して弾力的に運用し、自分の弁証・投薬の特徴を反映した。腎臓で腎陰、腎陽の不足から治療し、六味地黄丸と八味腎臓気丸などの方剤を善用した。肝臓で肝血不足と肝経郁火の両方から弁証・治療し、逍遥散をよく運用した。周之幹の『周慎斎三書』『慎斎遺書』などは、脾胃を滋養する李杲の療病・投薬方法を継承した上で、臨床病理学に「脾陰不足」の概念を明確に提出し、「脾陰不足」の弁証治療において、自分の療病・投薬の特徴を示した。中風の治療に対して、いわゆる「治痰先順気、気順自利。治風先治血、血行風自滅」の原則を提出し、後世の臨床治療学に大きな影響を与えた。

韓懋が著した『韓氏医通』二巻は、内科臨床病証の診断、治療方薬及び病案の記載などに貢献していた。脈診では独特な脈体イメージシミュレーション実験法を新しく制定し、脈を診る初心者はこの方法によって様々な脈象（血液の流量や血管・心臓の活動状態、精神状態などで変化する血管の拍動）の形態特徴を体得、認識することができ、漢方医学の臨床診断における教育標本モデルと見られる。病案の記載が持つ重要な作用と意義を強調し、「凡治一病、用此式一紙為案……庶幾病者持循待続、不為臨敵易将之失、而医之心思既竭、百発百中矣」といい、後世の医者のカルテ作成に大きな影響を与えた。

陳司成の『黴秘録』は、中国の臨床医学発展史上初めて梅毒病を比較的に系統的に検討した専門書だ。この病気には先天の遺伝と後天の獲得の違いがあり、先天の遺伝は「親から受けた遺毒によって発症した」ものであり、後天の獲得者は直接的な接触などの経路で感染することが指摘されていた。臨床症状において、梅毒の始発と発展の各段階の臨床表現を指摘した。予防の面では、「親戚は同居しない。飲食は同器しない」という隔離方法を提案した。治療の面では、毒邪の除去と正気の補助という両立の原則を主張した。

清代の医者である陳士鐸が著した「鑑別録」は、様々な病症の発症原理に対する認識と治療法を特徴とし、仮定した病案あるいは医療話の形式で討論を行い、弁証を重視し、弁脈を軽視し、常に陰陽互根、五行生克の理論に基づいて、臓腑間の生理・病理関係を結合して詳細な分析を行う。また、弁証と治療を一貫して述べ、理、法、方、薬が一体となって、その病気、処方の多能性は普通人の意表(予想外)を超え、本人の弁証・投薬の特徴を反映した。

李用粋の『証治匯補』八巻の中に、発熱症候に対する弁析が非常に詳しく、内傷発熱は十一種類の症候類型をまとめ、発熱症の弁証・治療内容を豊富にした。黄元御が著したは『四聖心源』十巻は、『易経』の影響を受けて、人体の陽気の機能作用を重視し、臓腑の生理・病理に対する認識は独特な観点が多い。同書に論じられた療病・投薬の方法は、彼の内心から発した考え方だ。例えば、陽虚を治療する天魂湯、吐血、衄血を治療する霊雨湯などは、彼の療病・投薬の独自的な特徴を示した。

王清任が著した『医林改錯』は、多くの症状が瘀血（血の流れが悪くなったり停滞している血のこと）と関連していると考えられ、瘀血証の診断学内容を豊富にし、血府逐瘀湯、少腹逐瘀湯、膈下逐瘀湯、通竅活血湯、補陽還五湯など「活血化瘀」を主とする方剤を創製した。

呉澄の『不居集』は、内科雑病の証・治・方・薬を討論することを主要な内容とし、その顕著な貢献は、虚損性疾病に対する認識・研究であり、病因の観点で「外損」の学説を創立し、李杲が提唱した脾胃内傷の病機学説と対立し、外邪が人体の虚に乗って致病し、虚労内傷の臨床表現に類似することができ、治療の方法はまた虚労内傷と区別し、外感と内傷を兼ねる一種類の病証に属するべきだと考えた。その治療は単純に補虚の治療法を使用することができなく、扶正去邪との両立した「解託」と「補託」の二法で、元気な外邪を徐々に脱出させ、李杲の発見した脾胃内傷治療方法の更なる発展と補充だ。

唐宗海が著した『血証論』は、出血性疾患の弁証と治療を専門に検討し、各種の出血性疾患を血上乾証、血外滲証、血下泄証と血中瘀証の四種類に分類し、治療は止血、消瘀、寧血、補虚の四法にまとめ、その血証治療に対する豊富な経験を示した。

清朝末期から民国初年までの一時期、西洋医学が中国に入った影響を受けて、学術的には漢方医学に立脚し、西洋医学の内容をある程度混ぜた医学書が現れた。例えば、張錫純の『医学中参西録』などのように、伝統的な漢方医学方面の内容も大部分は評価に値する。

漢方医学産婦人科、小児科の歴史と発展

一　産婦人科の発展概況

漢方医学産婦人科の内容が漢方医学古籍のあちこちに散在している。例えば『素問・上古天真論』には「女子……二七而天癸至、任脈通、太沖脈盛、月事以時下。……七七任脈虚、太沖脈衰少、天癸竭、地道不通、故形壊而無子也」が記載されていた。『内経』には、婦人の血枯経閉を専門に治療する烏鰂骨芦茹丸がある。張仲景の『金匱要略』には三巻の内容が産婦人科に属し、妊娠腹痛、妊娠嘔吐、妊娠小便難、妊娠水腫、妊娠胎動不安、産後発熱、産後腹痛、崩漏、熱入血室、経期発熱、帯下病および婦人癥瘕、転胞、陰瘡、陰吹などの婦人科雑病の治療方法を記載し、針刺法、灸法、外洗、膣内納入などの外治法もある。『諸病源候論』は八巻の紙面で月経、帯下、前陰、乳房の諸病、妊娠、出産、難産、出産後の諸病を含み、各種類の病証にその病因、病機、臨床表現などを詳細に記述した。後世に多くの産婦人科専門書、例えば『婦人科大全書良方』などは、産婦人科の病症、病因、病機を論述する時、多くは同書に依拠した。孫思邈が編著した『千金要方』は、婦人疾病の診断と治療を非常に重視し、同書総論の後に、産婦人科を他の臨床各科の先頭に併び、婦人の病気に対する同情を示した。内容は妊娠、臨産、難産、胞衣不下、産後諸病、月経、帯下及び他の婦人雑病の証・治・方・薬だ。唐代中期に王燾が編纂した『外台秘要方』も二巻三十五門の紙面で産婦人科の証・治・方・薬を記述

した。明清以降の多くの総合的な医学書には、産婦人科の専巻、専門論がある。例えば、明代の王肯堂が著した『証治準縄』には『女科証治準縄』五巻があり、清代の『医宗金鑑』には『婦人科心法要訣』六巻などがある。明代の張介賓が編纂した『景岳全書』六十四巻の中で、三十八、三十九の二巻は産婦人科の専門論であり、「婦人規」と呼ばれ、また同書の「古方八陣」の部分には、歴代以来の医学書籍に記載された産婦人科病証に関する治療処方箋一八〇枚余りを収録した。同書の中で婦人の生理、病理の特殊性を強調し、古代の文化教育、風俗習慣、家庭、社会などの方面から婦人科疾病の診断、治療の難度は更に大きいことを指摘した。同書では「婦人之情……慈恋愛憎、嫉妬憂恚、罔知義命、毎多怨尤、或有懐不能暢遂、或有病不可告人、或信師巫、或畏薬餌、故染著堅牢、根深蒂固、而治之有不易耳」という。

産婦人科専門書の出現は、早くも漢代の馬王堆漢墓から出土した「胎産書」があり、これまで知られている最初の産科婦人科専門書だ。同書の内容は妊娠、養胎、胎教と生産、優生の論述を主にして、禹と幼頻の二人が互いに問答し、胎孕、産育などの多くの問題を討論した。当時の社会文化背景、生活習慣、宗教要素などの原因に限られ、記述のうち、いくつかの観点は呪術の迷信的な要素をはさんでいたが、全体的には瑕不掩瑜（欠点は少しあるが、長所がそれを上回る）だ。その中で、妊娠期間において妊婦の精神、飲食、起居、環境などの面での調整を重視し、内容はすべて科学的、望ましいものだ。例えば、妊娠期に房労を避けるべきことを指摘し、そうでないと「百節皆病」となる。飲食・起居の調節について、妊娠一か月目の妊婦に「食飲必精」「酸羹必熟」「勿食辛腥」など栄養をとらせ、安静にさせる等を指摘した。妊婦の精神、行為の調整において、妊婦の精神修養と言行と行為は胎児に影響があると考え、胎児の素質を向上させるため、妊婦に良好な生活環境を作ることを提唱した。その逐月養胎に関する内容は、後世の逐月養胎学説の起源だ。例えば、北斉の徐之才が著した『逐月養胎法』のように、後世の医書に多くの記載があり、いわゆる「妊娠一月名始胚。飲食精熟、酸美受禦、宜食大麦……不為力事、寝必安静、無令恐畏」「妊娠二月名始膏……居必静処、男子勿労」「妊娠三月名始胎……為定形」「妊娠四月、始受水精以成血脈……児六腑順成、当静形体、和心志、節飲食」「妊娠五月、始受火精以成其気、臥必晏起、沐浴浣衣、深其居処……調以五味、是謂養気、以定五臓。……五月之時、児四肢皆成、（孕婦）無大饑、無甚飽、無食幹燥、無自炙熱、無大労倦」「妊娠六月、始受金精以成其筋、身欲微労、無得静処、出遊於野……是謂変腠理、紉筋以養其力、以堅背膂……六月之時、児口目皆成、調五味、食甘美、無太飽」「妊娠七月、始受木精以成其骨、労身揺肢、無使定止、動作屈伸、以運血気、居処必燥、飲食避寒、常食稲粳、以密腠理、是謂養骨而堅歯……七月之時、児皮毛已成、無大言、無号哭、無薄衣、無洗浴、無寒飲」「妊娠八月、始受土精以成膚革、和心静息、無使気極、是謂密腠理而光沢顔色……八月之時、児九竅皆成、無食燥物、無輒失食」「妊娠九月、始受石精以成皮毛、六腑百節、莫不畢備、飲醴食甘、緩帯自持而待之、是謂養毛発、致才力……九月之時、児脈続縷皆成、無処湿冷、無著炙衣」「妊娠十月、五臓倶備、六腑斉通、納天地気於丹田、故使関節人神皆備、但俟時而生」。最後にまとめて「妊娠一月始胚、二月始膏、三月始胞、四月形体成、五月能動、六月筋骨立、七月毛発生、八月臓腑具、九月谷気入胃、十月諸神備、日満即産矣」といい、これらの具体的かつ詳細な記述は非常に参考になる。唐代の昝殷が編著した『産宝』は現存する最古の産科専門書だ。その後、周頲の改訂を経て、序文など多くの新しい内容を追加し、「経効産宝」と名づけた。同書は三巻、四十一論に分けて、上巻では、養胎、保胎、安胎、食忌、妊娠障害、胎動不安、漏胞下血、身腫、腹脹及び難産の諸疾患について論じ、特に横産、倒産について重点的に紹介した。中巻、下巻では、産科の様々な疾病の治療と処方を論述し、掲載された処方箋と短論は簡潔明瞭で、実用性が強く、唐代以前の素朴な医風を保っている。例えば、妊娠障害の臨床表現について、「阻病之候……四肢沈重、懈怠、悪聞食気、好吃酸鹹果実、多臥少起、三月、四月多嘔逆」と述べた。胎動不安の治療に対して「安胎有二、因母病以動胎、但療母疾、其胎自安。又縁胎有不堅、故胎動以病母、但療胎則母瘥」と指摘した。また、血崩の証に対して「血崩宜審血色之紅紫、形色之虚実。如血紫有塊、宜去其敗血、若留之反作痛、不可以崩論。如鮮紅之血大来、乃是心因驚傷不能生血、肝因怒傷不能蔵血、脾因労傷不能統血、当以崩治之」と述べた。

宋代の産婦人科の内容が最も豊富で、後世に最も影響を与えた医書は、『婦人大全良方』だ。編著者は南宋時代の臨床医家・陳自明だ。字は良甫。晩年は薬隠老人と号し、撫州臨川（今は江西省に属する）の人。三代にわたって医を業とした家に生まれ、建康府（南京）明道書院の医学教授となった。医学理論と臨床について深く研究し、特に婦人科に詳しい。彼は、「医之術難、医婦人尤難」「医産中数症、則又危険而難」と考え、そこで、漢方医学産婦人科の研究に没頭し、医学書籍をくまなく読み、衆徒を招聘し、「産前にまず胎児を安定させ、産後にはまず益を補う」などの治療原則をまとめた。また、代々受けつぐ験方（有効性が立証された処方）と一緒に整理し、南宋嘉熙元年（一二三七）に中国医学史上最も影響の大きい産婦人科専門書を作成した。同書は二十四巻に分けて、産婦人科の疾病を調経、衆疾、求嗣、胎教、妊娠、坐月、産難、産後などの八門にまとめた。このように分類する考えは、「凡医婦人、先須調経、故以為初。経脈不調、衆疾生焉、故以次之。衆疾既無、須知求嗣。求嗣已明、須知胎教。胎教已明、須知妊娠疾病。妊娠疾病已明、須知坐月。坐月已明、須知産難。産難已明、須知産後疾病」「薬不惟其貴賎、惟其効」「庶幾病者随索随見、随試随愈」などがある。その論述内容は二百六十余論であり、医治験案が添付され、処方箋は千枚余り、病案は四十例余りが記載された。その学術的な淵源は『黄帝内経』『諸病源候論』などの本にあり、同書の中には優れた理論などの論述性内容があり、また豊富な臨床病症の診断・治療・処方・薬があり、宋代以前の多くの産婦人科専門書とその他の医書の中で産婦人科に関する内容を保存した。例えば、同書に記載されている乳岩（乳腺癌）の病気について、「若初起内結小核、或如鱉棋子、不赤不痛、積之歳月漸大、巉巌崩破、如熟榴、或内潰深洞、血水滴瀝、此属肝脾郁怒、気血虧損、名曰乳岩、為難療」と指摘した。それの乳腺癌に対する観察と研究は世界の他の国より数年早いだ。

　明・清の時代には産婦人科の著述がいっそう多くなった。例えば、薛己の『女科摘要』、万密斎の『万氏家伝婦人秘科』、武之待の『済陰綱目』、蕭報六の『女科経論』、傅山の『傅青主女科』、亟斎居士の『達生編』、陳念祖の『女科要旨』、沈金鼇の『婦科』、陳蓮舫の『婦科秘訣大全』、間成斎の『胎産心法』、単養賢の『胎産全書』、張曜孫の『産娠集』などがある。以下はその中から影響の大きい二部を選んで紹介する。

『傅青主女科』二巻は、明末清初の医者・傅山が編纂したもので、その内容は簡潔で要点を押さえ、弁証論治の理・法・方・薬は厳密で実用的であり、多くの婦人科病証における肝臓、脾臓、腎臓という三臓の病機変化を重視し、治療は気血の補充、脾胃の養生、疏肝（肝の機能を高める）、補腎（腎の機能を高める）などの方法を善用した。

同書の内容は帯下、血漿、鬼胎、調経、種子、妊娠、小産、難産、正産、産後などを含み、各病症はすべていくつのタイプに分け、それぞれのタイプはまず理論的な陳述あるいは説明があり、後に処方・薬を列記し、論述の中で多くは自分の見解があり、そして自分の独創的な方剤がある。例えば、婦人帯下病を四種類に分け、脾虚湿重の病症に完帯湯、肝経湿熱の病症に逍遥散、腎火盛・脾虚・下焦湿熱の病症に易黄湯、血虚肝郁化熱の病症に清肝止淋湯をそれぞれ服用する。

『達生編』三巻は、亟斎居士が編集した産科専門書であり、上巻に原生、臨産要旨、試痛、臨産必要、検査案などを記述した。中巻には保胎、飲食、小産、死産、産後要旨、胞衣不下、乳少、原方薬、格言などが記述されている。下巻に保産育児論、胎前十七方、臨産十方、産後十四方、治小児方、毓胎避忌などの内容を記述した。同書の特徴の一つは言葉の平易さであり、「この編は言葉が俗っぽい……もとは婦人のために設けられていたが……字を知らないものは人に読ませることができるが、すべてを知っていることができる」と述べた。だから専門性の高い名詞・専門用語を除いて、ほとんどすべて口語で、目的は同書の内容を広範に普及させ、古代文化のレベルが普遍的に比較的に低い妊産婦とすべての社会底辺の労働大衆に利益を得ることができる。また、出産前、出産時の重要事項を同書の先頭に並べ、「切要者載之篇首、且令開門見山……自可無誤」と述べた。また、著者は、出生時に産婦が女児を出産したことを非難したり、失望感を示したりして、産婦に対する精神的な刺激を避けてはならないと強調し、「生男生女……与婦人何幹？倘或連胎生女、此亦人事之常、不可在旁咨嗟嘆息、令其気苦」と述べた。ここには作者の弱い産婦に対する哀れみの情が表われている。専門的な内容では、出産間近の腹痛には「試痛」と「正生」の違いがあることを指摘した。試痛とは、不規則な軽い腹痛のことで、これは出産前の兆候ではなく、妊婦が慌てず、正常に食事をし、睡眠をとることができる。下腹部に規則的な陣痛が生じたときには、いわゆる「正生」であり、これこそ出産前の兆候であり、出産、助産の準備をしなければならない。

二　小児科の発展概況

漢方医学の小児科に関する早期の記述は、『内経』においてすでに記述が見られる。例えば『霊枢・逆順肥痩』には、「嬰児者、其肉脆血少気弱」（嬰児は肉がやわらかく、血は少なく、気も微弱だ）とある。『素問・奇病論』には、「人生而病癲疾者、病名曰何、安所得之？岐伯曰、病名為胎病、此得之児在母腹中時、其母有所大驚、気上而不下、精気並居、故令子発為癲疾也（人、生まれながらにして癲疾を病む者あり。病　名付けて何というや。安れの所にかこれを得るや。岐伯いわく、病、名付けて胎病となす。これを母の腹中にあるときに得る。その母、大いに驚く所ありて、気上がりて下らず、精気、並びて居す。ゆえに子をして発して癲疾とならしむるなり）」とある。以上の記述はそれぞれ小児の体質生理の特徴とてんかんの発症原因を述べ、小児てんかん原因の先天性素因を示唆した。

西晋の王叔和が『脈経』で子供の脈拍特徴を記述し、「小児之脈快疾、一息七八至曰平」と述べた。『諸病源候論』には小児病症六巻二百五十余りの症候が記載されており、小児科病因の症候学系統資料の最も早い記載だ。その中ですでに新生児破傷風（臍瘡）の病因、感染経路に対して比較的に正確な認識があり、「初生断臍、洗浴、不即拭燥、湿気在臍中、因解脱遇風、風湿相搏……風気入傷経脈、則変為癇也」と述べた。

孫思邈の『千金要方』には「少小児孺方」二巻があり、内容は新生児の看護、養育の様々な方法、多種の小児科疾病の診断と治療、小児科疾病の治療・処方・薬三百余りを記載した。

宋代の大型医学書『太平聖恵方』『聖済総録』はそれぞれ十二巻、十六巻の紙面で、小児科の理論及び各種の小児科病証の治療法、処方・薬を記載した。

金・元の時代、河間学派の『宣明論方』には小児科の専門論があり、小児の体質は純陽の体であるため「熱多冷少」であるとし、寒涼薬物による小児熱病の治療を主張した。張従正の「儒門事親」は、小児科の関連内容を多く記載し、四つの子供の時期に相対的に高発する病気をまとめた。すなわち、驚風、疳積、嘔吐、下痢だ。これらの高発性疾患の原因としては、食事が飽きること、衣服が暖かくなりすぎることが多く、体の中に火邪・湿熱が生じることをもたらし、また外因である風冷の邪に遭遇すると発症しやすくなると考えられる。邪気が肝臓に乗ると驚風を起こし、邪気が脾臓に乗ると疳積になり、邪気が胃に乗ると嘔吐し、邪気が大腸に乗ると下痢になる。治療には二十種類以上の小児病症の治療方法が記載されており、多くは高い臨床実用価値がある。

明・清の時代に王肯堂が編著した『証治準縄』の中に『幼科証治準縄』があり、明代以前の小児科に関する文献資料を総合的に整理し、その個人的な見解、議論も兼ねており、小児科疾病の診断・治療はもちろん困難があるが、弁証・病気の診断が正確で、薬品の使用が適切であれば、成人よりもっと効き目があり、「幼科最難、謂之唖科、謂其疾痛不能自陳……吾独謂不然、夫幼少者精神未受七情六欲之攻、臓腑未経八珍、五味之漬、投之以薬、易為見功」と指摘した。また、同書には小児の先天性肛門閉鎖のような比較的まれな特殊な疾患が記載されており、外科手術の方法でそれを開通させることが指摘され、「肛門内合、当以物透而通之……須刺入二寸許、以蘇合香丸納入孔中、糞出為快。若肚腹膨脹、不能乳食、作呻吟声、至於一七、難可望其生也」と述べた。

小児科でよく見られる伝染病麻疹の病名、臨床表現、合併症、診断治療方法の早期記載は、襲信の原作、後に子の襲廷賢が続編した『古今医鑑』に見られる。また、臨床所見の異同から疱瘡（天然痘）との鑑別を行い、その後、襲廷賢が編著した『万病回春』で述べていた。

その他の総合的な医書は、例えば『景岳全書』の中に『小児則』があり、清代の『医宗金鑑』の中に『幼科雑病心法要決』『痘疹心法要決』があり、呉瑭の『温病条弁』の中に『解児難』があり、葉桂の『臨症指南医案』の中には『幼科要略』などの専門論があった。

小児科の専門書は唐末宋初に現れ、師巫の名をとった『頭蓋門経』があって、書名は子供が生まれたばかりのころの頭蓋骨がまだ合っていないという意味をとっていた。原書は明代には既に失伝されており、現在見られるのは『永楽大典』から編輯した『四庫全書』本であり、全巻ではない。同書の上巻に小児脈法、病症、治療及び小児疾病の特殊な診断と鑑別方法を論述し、そして小児多発病、驚、癇、癲、疳、痢などの病症、治療方法について詳しく論述し、下巻に火丹（丹毒）、雑症など十五症候を載せ、そして治療・処方・薬を記載した。同書では小児生理の体質を「純陽の体」と述べ、小児の生命力が旺盛で、発育が迅速な体質の特徴を提示した。同書に掲載された多種の小児科病症の治療法・処方・投薬は古風で簡潔で、実用を重視し、後世の小児科の発展に大きな影響を与えた。

北宋の宣和年間に、後世の小児科発展に大きな影響を与えた『小児薬証直訣』が世に現われた。同書は北宋の名医・銭乙が初歩的な基礎を築いて、後にその学生・閻孝忠がまとめて編集したもので、巻上は小児科の脈証治法であり、小児の生理、病理を論及し、五臓の弁病論治などを掲載し、共に小児の病症・療病及び処方論八十一編を載せ、巻中に銭氏の小児疾病治療の病案二十数例を詳しく記載し、巻下の諸方では、小児科疾病の治療処方を記載し、そしてその配合と用法を提示した。

『小児薬証直訣』では、小児は成人と比較して生理、病理でそれ自身の特徴があって、小児は生理で「五臓六腑、成而未全、全而未壮」と指摘し、病理で「臓腑柔弱、易虚易実、易寒易熱」と述べた。したがって、その邪気を感受した後に、成人の抗邪能力より低く、更に邪気による傷を受けやすく、そのため邪実の証（邪気が盛すぎる）がよく見られる。一方、邪気が人体を侵すと、小児の臓腑は気血が不足して弱いため、邪気は更に正気を損ないやすく、そのため小児の正気を損害しやすく虚証に転化する。その陽気は盛り上がらず、耗傷されると寒さが生じる。その陰精は十分ではなく、消耗されても熱が発生するため、病理上の虚、実、寒、熱の変化は迅速だ。この理論認識は、小児疾患の発展変化規律を正確に把握するために理論基礎を作った。具体的な病証の弁証論治で、多くは五臓の虚実寒熱をめぐって設け、例えば心実熱には導赤散、心虚熱には生犀散、肝実熱には瀉青丸、肝虚熱には六味丸、脾虚には益黄散、脾湿熱には瀉黄散、肺虚には阿膠散、肺熱には瀉白散、腎虚には六味地黄丸などを用いる。その製方・投薬の原則は薬性の柔らかさを重視し、過度に薬力の強いものを使用することに反対した。同書に掲載された多くの方剤、例えば導赤散、瀉白散、瀉青丸、六味地黄丸、七味白術散などは、小児科に応用するだけでなく、後世の医者はまた広範に内科、婦人科病症の治療に応用している。

　南宋の時代に劉昉らが編著した『幼幼新書』四十巻は、六百六十七門類に分け、約百二十万字で、南宋以前の百数種の医書に掲載された小児科に関する医学論と処方を集録し、たくさんの民間の験方及び私の蔵書に掲載された小児科に関する内容を集め、宋代以前の小児科学の集大成と言える。引用された前代の資料は非常に豊富であるだけではなく、その文献の出所はすべて明確な出所を示し、その中には後に散逸した医著あるいは他の文献もあり、小児科医学の学術価値もあるし、重要な文献史料価値もある。内容は求子、方書叙例、小児調理、投薬及び診療方法、初生児の保育、先天疾病、及び蒸、忤、魃、啼、驚、癇、風寒時気、咳、瘧、斑疹、麻、痘、熱、痰、汗、疸、寒逆、癥積諸病、各種疳癥、霍乱、泄、痢、血証、痔、淋、虫病、疝瘕、水飲、小児五官諸病、癰疽、瘡疥、丹毒、外傷などを含め、各種の治療法・処方・薬が非常に豊富だ。同書に記載した虎口三関指紋診断法は、小児科診断学方法の一つの重要な発明だ。

宋・金・元時代の小児科著作には、董汲が編著した『小児斑疹備急方論』、南宋の名医・陳文中が著した『小児痘疹方論』、作者不詳の『小児衛生総微論方』(別名『保幼大全』)二十巻、元代医者の曽世栄が編著した『活幼口議』『活幼心書』などがあり、いずれも高い学術的価値がある。その中で『小児衛生総微論方』は、小児臍帯風が成人破傷風と同じ疾病であることを論証し、「烙臍餅子」を用いて臍帯風の発生を予防する方法を開発し、高い科学的実用性を持ち、十八世紀後半に西洋医学で破傷風菌が発見されるまでは、この素朴な予防法でたくさんの赤ちゃんの命を救った。

明清以降、小児科専門書の数がさらに増え、小児科の疾病に対する診断、治療のレベルも先代より更に向上した。例えば、徐用宣の『袖珍小児方』、寇平の『全幼心鑑』、魯伯嗣の『嬰童百問』、薛鎧、薛己親子の『保嬰抄要』、万全が編著した『万氏家蔵育嬰秘術』『万氏家伝幼科発揮』『万氏秘伝片玉心書』『痘疹心法』、夏禹鋳が編著した『幼科鉄鏡』、謝玉瓊が編著した『麻科活人全書』、陳復正が編著した『幼幼集成』などがある。その中で、魯伯嗣が編著した『嬰童百問』十巻は、病症九十四種(類)を論じ、処方箋八百枚余りを記載し、問答の形式で幼児の初生、養生、病症、診療などの内容を整理した。また、自分の臨床経験と医学心得を結合し、関連内容について詳しく述べ、高い学術価値を持っている。太医院の御医だった薛己は、父の薛鎧と共著した『保嬰摘要』二十巻で、小児の発育、養護などの内容を記述したほか、内科、外科、五官科などの病証二百種余りに細分していた。また、自らが治療した小児科病案が記載されており、授乳中の乳児の疾患に対する治療は、母子ともに治療するべきだと強調していた。

疱瘡（天然痘）は小児の生命を脅かす大きな病気だったが、人痘接種法の発明によって多くの乳幼児の生命が救われた。中国古代医学文献の中で最初に天然痘を記録したのは、葛洪が著した『肘後方』で、当時は「天行発斑」「斑瘡」と呼ばれていた。この疾患に人痘接種法を実施し、その深刻な発病を予防し、死亡率を減少した正確な文献の記載は、清代雍正年間に兪茂が著した『痘科金鏡賦集解』に見られ、同書には「人痘接種法は明の隆慶年間に寧国府太平県で始まった……これが天下に広まった」「近頃は花作り（人痘接種）が盛んで、田舎都市を問わず各地で盛んに行われている」とある。張璐は『張氏医通』の中で、人痘接種の具体的な方法として「痘苗法」と「痘衣法」を記載した。その後、清朝政府が編纂した大型医書『医学宗金鑑』には、『天然痘発疹心法要諦』『種痘心法要旨』という専門書で種痘要旨、選苗、蓄苗、禁忌、可種、不可種、水苗種法、旱苗種法、痘瘡衣種法、痘漿種法、天時、調摂などを詳細に記述し、内容は詳しく、明晰で、操作性が強い。人痘接種法の発明と普及は、多くの国民に恩恵を与え、朝鮮、日本、ロシア、ヨーロッパなど多くの国に普及し、天然痘の予防治療に大きく貢献した。

漢方医学のその他の臨床学科の歴史と発展

一　漢方医学外科の発展概況

漢方医学外科の発展は伝説上の帝王である黄帝時代の神医・兪跗に遡ることができ、彼は疾病の所在を診断することができるだけでなく、さらに五臓経穴に沿って、皮を切って筋肉を解き、経絡をよくし、損傷した筋腱を連結することができる。伝説的な色彩を持っているが、漢方医学外科の歴史が長いことを物語っている。『山海経』には「高氏の山は、その上に多くの玉があり、その下に多くの箴石がある」とある。郭訶は箴石に対して「砥針（病気を治療するために穴を突く石針）として癰腫者を治療することができる」と注釈した。

社会の進化に伴い、砭石、砭針などは外科治療でよく使われる道具になった。例えば、膿の排出などだ。一九七三年に出土した『五十二病方』によると、前漢時代には、感染、創傷、雪焼け、皮膚病などの外科疾患に対する初歩的な認識があり、割治療法に対する簡単な記録があった。

『内経』には当時知られていた外科病名だけでなく、腫物の病因病理に対する一定の認識が記述されており、病気を治療する石針、マッサージ、豚膏外用（あぶらで薬を練り合わせた外用剤。皮膚に塗ったり、布片に塗ったものを患部にはりつけたりして用いる）などの多種の治療法が記録されていた。

張仲景の「金匱要略」に記載された外科内容も後世に大きな影響を与えた。例えば、その中に掲載された腸癰（虫垂炎）、狐惑病などの治療法は今でも臨床に応用されている。

後漢末に華佗が発明した麻沸散は漢方医学外科の発展を推進しただけでなく、患者の手術疼痛を緩和した。

漢方医学外科は、魏・晋・南北朝から隋・唐・五代において長足の進歩を遂げ、漢方医学外科の内容を記述する著作が多く現れた。例えば『劉涓子鬼遺方』『肘後備急方』『諸病源候補』などがある。その中に、『劉落子鬼遺方』は中国に現存する初の漢方外科専門書であり、同書には外傷科の処方百四十余りを載せ、腫物の鑑別、診断方法を比較的詳しく紹介し、その大部分は臨床応用に符合し、現代の臨床に依然として指導作用を有する。

『諸病源候論』には多くの外科内容が記載されており、その中に皮膚病、丹毒、腫物、痔瘻などの病理に対する認識は非常に優れている。『千金方』に記述されたネギ管導尿方法は西洋の導尿術より千二百年以上前だ。

宋代になると、漢方医学外科の発展は日に日に成熟し、治療では扶正と去邪の結合、外治と内治の結合を求め、『魏氏家蔵方』のような痔の治療法は、かつての枯痔治療法より進歩し、金・元時代には『外科精要発揮』『外科経義』などの外科専門書が世に現れた。

明・清時代の外科には多くの流派を形成し、専門の著述はさらに増え、代表的なものとしては、薛己の『外科枢要』、汪機の『外科理例』、王肯堂の『瘍科准縄』、陳司成の『霉瘡秘録』、陳実功の『外科正宗』、王維徳の『外科全生集』、高錦庭の『瘍科心得集』、陳士鐸の『外科秘録』などがある。その中で、薛己の『外科要要』は破傷風の診療方法を論じる時、初めて詳しく新生児破傷風の治療方法を述べ、陳司成の『黴秘録』は中国医学史上初めて梅毒を論述した専門書だ。同書の中では、このような病気の発展段階を詳細に区別して記述しただけではなく、病因、病理機序を解明し、宜忌を分析し、丹砂、雄黄などのヒ素含有薬物による梅毒の治療方法を提出し、これも世界で最も早くヒ素含有製剤による梅毒治療の記載だ。

陳実功の『外科正宗』は外科「正宗派」の代表論書だ。同書は病名を詳しく記載し、唐から明までの外科治療方法を収録し、外科治療の内治法の中で脾胃に対する保護と調和を重視し、腹腔穿刺排膿術、指関節離断術などを含む十四種類の手術方法を載せ、非常に臨床応用価値がある。特に、同書で述べたように、無菌操作の観念はすでにこの時期に芽生えており、例えば薬を替える時に「浄机明窓」(部屋を清潔にする)などの要求を提出し、外科手術の時に清潔でなければならないという科学の認識を体現していた。

この時の「全生派」は王維徳を代表とし、彼の『外科全生集』は複雑な外科疾患を陰証、陽証に分類し、漢方医学外科の中で陰陽を弁証綱領とする弁証論治の法則を創立した。例えば、癰は陽、疽(悪性の腫物)は陰などであり、治療では刀・針などの器械の濫用に反対し、「消を貴しとし、託を畏とする」(疾患が静まって徐々に)消えるのが得策で、刀・針をできるだけ避けるようにする)の治療主張を提出し、その内治法の特色を強調した。

二　漢方医学骨科（整形外科）の発展概況

古典に見られる「接骨」「正体」「正骨」などの名称はいずれも漢方医学骨科（整形外科）の別称だ。古代の「折瘍」や「金簇」に属し、古代の人々の生産活動に伴って生まれ、発展し、長い歴史がある。原始社会では、人々が生産労働に従事する時に人体にもたらす創傷から、人々は徐々に傷の痛みや治療法を模索してきた。酒の発明は捻挫の治療に対して一定の積極的な作用があった。馬王堆から出土した文献を見ると、『五十二病方』『足腕十一脈灸経』『帛画導図』などに当時の外科、骨傷治療に関する記述がある。中国医学の基礎となる作品として、『内経』も後の漢方医学骨科の発展に多くの参考にできる内容を提供した。『居延漢簡』『武威漢代医簡』には、骨傷治療に対する多くの記載があり、外科の開祖である華佗は、彼の発明した麻沸散と五禽戯のいずれにしても、骨傷疾病の治療に積極的な影響を与えた。

戦乱が頻繁に続いていたため、三国時代から隋、唐、五代までは漢方医学骨科診療技術の大きな進歩時期でもあった。骨損傷の疾病が増えたことで、骨損傷の診断・治療技術に対して豊富な経験を蓄積させ、それによって骨科の発展を促進させた。例えば、板金で骨を固定する方法の記載やあごの脱臼治療の手法については、晋代の葛洪が著した『肘後方』に真っ先に記録されていた。南北朝時代の『劉涓子鬼遺方』及び隋代の『諸病源候論』には金瘡（切り傷）と骨腫瘍の治療と分析があった。特に『諸病源候論』で提出された包縛（傷口を包帯などで巻く）と清創（挫滅壊死組織除去）の注意事項は後世の清創術に理論の基礎を定めた。藺道人の『仙授理傷続断秘法』は漢方医学骨科の歴史上で挙足軽重（重要な地位にあって一挙手一投足が全体に影響を及ぼす）の地位を持っている著作であり、骨折、切り傷、脱臼などの骨傷疾患の診療方法と治療方法を詳しく記述し、初めて股関節脱臼の種類を記載したほか、治療法について述べ、中国では現存する最古の骨科について専門的に論述した著作であり、治療でも内外を配慮する漢方医学の全体観を体現していた。

宋代は太医局の設立にあたって、「瘡腫兼折瘍科」を専門に設け、次第に骨科が独立かつ分科化の傾向を呈した。元代はこの局面を踏襲し、「正骨科」と「金鏃兼瘡腫科」を太医院の「十三科」に入れた。宋代の法医学は骨傷医学に対して巨大な推進作用を果たし、その中に『欧希範五臓図』と宋慈の『洗冤集録』に掲載された解剖学に関連する多くの内容は、特に骨損傷科の進歩に対して大きな役割を果たした。例えば、『洗冤集録』では、人体の骨格、関節に対する全面的な描写、及び損傷部位の検査方法、致傷原因に対する分析は、骨科の発展に対して堅実な基礎を築いた。『太平聖恵方』は「折傷」「金瘡」を傷科の範囲に入れ、ヤナギ製の当てる板で患部を固定するほうがいいと提出した。治療では、漢方医学の全体観を骨傷治療の応用に発揮し、「補筋骨、益精髄、通血脈」の内治法を主張し、先代の熨、貼、淋、膏摩などの外治法を継承した。『医学啓発』は内傷を治療する引経薬（他の薬物の薬効を病変部あるいは特定の経脈に到達させる薬物）を総括し、その後の骨傷治療における理気活血法の運用に対して啓発作用があった。つまり、李杲が創製した「活血湯の復元」は疎肝活血逐瘀の法則を運用したのだ。その後の『永類鈐方』『世医得効方』『回回薬方』などは先人の経験を受け継ぐ上で革新があった。

明・清時代の漢方医学骨科は更に発展し、『普済方』には骨傷を治療する処方箋千二百五十六枚を輯録したほか、十数種の骨折脱臼に対応する整復と固定法を紹介し、十五世紀以前に傷を治療する処方、治療法を論述した最も詳しい医学著作だ。出現した骨科の専著には、代表的なのは薛己の『正体類要』、異遠真人の『跌損妙方』、王肯堂の『瘍科証治準縄』、趙廷海の『救傷秘旨』、胡廷光の『傷科匯模』などがある。その中で、薛己の論著は骨科（整形外科）における漢方医学の全体観に対する論述が比較的に適切な一部であり、その「気血学説」及び「平補法」はすべて後世に影響を与えた。清代に至り、『医宗金鑑』の「正骨心法要旨」は先代の正骨経験と臨床経験をまとめ、人体各部の骨度（骨格の長さと大きさの度数）を詳細に記録した。その治療方法は理論と実践との結合を重視し、真実を求めて実務に励む科学精神を体現した。

三　漢方医学鍼灸術、按摩（マッサージ）術の発展概況

漢方医学の鍼灸術、按摩術は長い発展の過程を経て、日に日に中国国民ひいては世界から注目、愛用されている。これらは主に針、灸及び按摩の手法を通じて、人体の穴あるいは部位に作用し、病気の緩和、疾病の予防と治療、体の強化を図り、中国古代の人々が疾病との長期闘争の中で、次第に認識・総括した独特な治療方法だ。

上古（中国では商・周・秦・漢までを言う）の「叱術」は今で言う針刺の前身であり、それが生まれた最初は主に、砭石製の針を体に刺して治療したが、次第に石針、骨針、竹針から金属針に変化していった。灸は漢方医学の熱療法であり、『孟子』では「七年之病、求三年之艾」（七年の病に三年の艾を求む）といい、戦国時代に人々はすでに艾灸の方法で患者に治療を施したことを説明した。絶えない探求の中で、人々は数多くの経穴（「気府」「気穴」「つぼ」ともいう）を発見し、これらの穴を命名した。また、針灸の感応状況と解剖経験から人体の経絡系統を探索し、五行説と関連させて経絡学説を生み出した。この学説は他の漢方医学理論と結合し、鍼灸術を中国古代医学において一つの独立した構成部分にさせた。長沙馬王堆の漢墳から出土した医書は、経絡学説の早期の姿を反映していた。その中で代表的なのは『足腕十一脈灸経』『陰陽十一脈灸経』だ。その内容は当時社会の人々が鍼灸術に対して比較的にはっきりした認識を持ち、鍼灸術はすでに規模を備え始めたことを示していた。

『黄帝内経』の時代に至り、経絡、穴、針灸方法、禁忌と適応症などについて系統的かつ全面的な論述があった。現存した最古の鍼灸術著作は、晋代の皇甫謐が大変な苦心をして著した『鍼灸甲乙経』だ。同書は鍼灸術の発展史において上を承けて下にうまくつなげる役割があり、『黄帝内経』に続いて鍼灸術に対する総括であり、その後の鍼灸術発展の基礎を築いた。同書は三百四十九のつぼの位置、主治及び操作手法を確定し、よく見られる病気の治療、治療の注意事項、臓腑経絡学説について説明し、鍼灸術の発展史において重要な医学経典だ。葛洪の『肘後備急方』では灸法の記述にさらに力を入れた。同書に収録された医療処方箋一〇九枚の中で、灸の処方箋は九十九枚に占居し、作者の灸に対する重視を体現した。

唐代の『千金方』は、鍼灸術に大きな貢献をした。同書の中で孫思邈は自分の発明した同身寸取穴法に対して明確に論述し、「阿是穴」の取法と応用を明確にし、さらに異なる色で人体の正面、裏面及び側面の十二経脈と奇経八脈を描画し、「明堂三人図」を作成した。孫思邈は灸法で病気を予防することができると提出し、漢方医学の養生、保健の内容を豊かにした。

北宋の王惟一は、漢方医学鍼灸術の発展に対して優れた貢献をした。彼は『銅人穴針灸図経』を編纂し、また針灸兪穴銅人模型二体の鋳造を監督した。同人体模型は、中国最初の鍼灸模型だ。医学生は模型を通じて更に直観的に人体経絡穴の位置を把握でき、臨床操作と治療に有利であり、鍼灸術の教育と伝播に巨大な貢献をし、鍼灸術の発展を推進した。

元代は鍼灸術発展の過渡段階であり、滑伯仁は任督二脈が奇経に属するが、専穴があると主張し、これを十二経と併んで十四経と論じた。彼の『十四経発揮』は当時の鍼灸術の代表作だ。

明清時代に至り、鍼灸術は盛んに発展し、多くの医学名家は鍼術に対して独自の見解と研鑽を持っており、数多くの鍼灸専門書が現れた。例えば、楊継洲の『鍼灸大成』、高武の『鍼灸聚英』、李時珍の『奇経八脈考』、清代の呉謙などが編著した『医宗金鑑・針灸心法要訣』、廖潤鴻の『針灸集成』などがある。

按摩（マッサージ）術の発生と発展において、『黄帝内経』と『黄帝岐伯按摩』十巻が定礎の作と見られる。『黄帝岐伯按摩』十巻はすでに無くされたが、『内経』の按摩術に関する記述から、当時の按摩術の概況を見ることができる。魏・晋・隋・唐の時代は按摩術発展の最盛期であり、唐代は先代を継承して按摩専科を設けただけでなく、按摩医師を品級に分け、按摩博士、按摩師と按摩工があり、定期的に検定を行い、按摩マッサージ術の発展に対して積極的な推進作用を果たした。また、自己マッサージを病気の予防と治療に応用し、その方法を更に普及させた。また、病状の必要に応じて、体表に漢方薬を塗布し、例えば丹参膏、莽草膏など、薬物とマッサージの手法を利用し、病気を予防、遅延あるいは治療する。治療の範囲から見て、按摩はすでに外感、内傷と救急に広範に応用されていた。唐の時代に開放された外交政策の影響で、漢方医学の按摩術はまた朝鮮、日本、インド、さらには西欧の国家にも伝え、影響を与えた。

宋代の按摩術は比較的に手法を重視し、按摩の弁証応用を強調した。宋・金時代の按摩術は催生（分娩を促進する）にも応用され、明代の按摩術は小児疾患の予防と治療で大きな発展を遂げ、小児按摩の独立な体系を形成した。小児按摩を詳しく記述した著作には『小児按摩経』『小児推拿方脈活嬰秘旨全書』『小児推拿秘訣』などがあるが、その中でも『小児按摩経』が最も代表的で影響力があり、中国で現存する最古の小児按摩に論及した専門書であり、「按摩」また「推拿」とも呼ばれているのもこれに由来する。清代の統治者は按摩を「大雅を傷つける小道の術」と見なし、按摩科を太医院から取りやめたが、按摩術は民間で活気に満ち満ちていた。このような著書は熊応雄の『小児推拿広義』、駱如龍の『幼科推拿秘書』などもある。

四　漢方医学五官科（耳鼻咽喉科）の発展概況

漢方医学の五官は目、耳、口歯、鼻、舌を含む。甲骨文字には、「貞王弗疾目」「貞旨自（鼻）病」「貞病耳」など五官の病変に関する断片的な記述がある。『周礼・天官』では、目、耳、口、鼻、二陰を九竅という系統に組み入れた。五官の治療に最初に従事した医者は扁鵲だ。『史記』では「扁鵲は洛陽を越え、周人が老人を愛したことを聞いて、ついには耳目疾患を治療する医者になった」という。しかし、先秦時代の五官科はまだ成り立っておらず、五官科の治療を専門とする医者が現れなった。

『黄帝内経』は、目と臓腑経絡の生理、病理の関係を全面的に論じ、多くの眼病症状と診断方法を記載し、後に眼科の五輪学説の提出と眼科の独立と発展に基礎的な役割を果たした。『神農本草経』に収録された三百六十五種類の薬物の中で、眼病治療に用いられる薬物は約八十種類余りであり、青盲治療薬、眼角治療薬、眼赤白膜治療薬などを含んだ。『傷寒雑病論』で提出された六経弁証方法もその後の眼科六経弁証論治体系の形成に参考を提供した。『説文解字』は史上初めての辞書であり、その中には目の生理病理に関する漢字が約百二十余りある。『鍼灸甲乙経』は三十余りの穴が眼病の治療に関連しており、例えば睛明、承泣、神庭、風池などがあり、鍼灸の手法と禁忌について比較的に明確に記述した。同書には目白翳、遠視不明、白膜覆瞳子などの眼病名が追加された。史料によると、隋・唐時代に書かれた『陶氏療目方』はすでに無くされたが、依然として最古の漢方医学眼科専門書と見なされている。『諸病源候論』では、眼病症候に詳細な区分を加え、集中的に三十八種類の眼病を収録し、眼病の病因と病機について詳しく分析、論述した。『千金方』と『千金翼方』では眼病になりやすい十九種類の要素を明確に提出し、対応する処置方法と改善措置を提出した。治療には内服・外用処方箋八十枚余りに加え、赤白膜の切除術も記載されていた。『外台秘要』には『天竺経論眼』というインドの眼科著書が収録されていたが、その中には眼の解剖、病理などの記述が金針抜内障療法の最も早い記載であり、白内障、緑内障（青光眼）など眼疾患の鑑別診断もある。『竜樹眼論』も唐代に盛んになった。

北宋の時代には太医署の九科の一つとして眼科が設立され、必修教材として『龍樹眼論』が採用された。『太平聖恵方』『本事方』『儒門事親』などの医学論著ではいずれも眼病についての専門的な論述がある。眼科専門書の中で比較的に代表的なものは『銀海精微』『秘伝眼科竜木論』『原機啓微』などだ。眼科の「五輪学説」が現れて、治療の方面で、眼病の治療に用いる方剤はかつてなく増えて、処方の主治と用法の記録は非常に明確であり、まだ鍼灸で眼病を治療する内容も多かった。例えば、『聖済総録』には百三十余りの治療穴が掲載され、それぞれの穴の治療法、主治及び注意事項を詳しく述べた。また、老眼鏡の利用は宋代に始まったと考えられるが、南宋の趙希鵠が著した『洞天清録』によれば、「靉靆、老人は細書を弁別しないで、これで目を覆って明らかにした」といい、この「靉靆」は老人の視力を改善する老眼鏡だ。

明・清時代の太病院はすべて眼科をその分科の一つに入れた。この時、多くの質の高い眼科専門書が現れただけではなく、先代の眼科著述に対しても何度も再版され、後世に見られる眼科の古籍は多くこの時の版本だ。理論の発展から見れば、当時の眼科理論は深さと広さの面で前世代よりまた向上した。著書には『普済方』『医方類聚』『証治準縄』『本草綱目』『景岳全書』『古今図書集成・医部全録』『古今医鑑』などがあった。総合的な医書には眼科の内容及び『点検瑶函』『眼科啓蒙』『目経大成』『銀海精微』などの眼科専門書が含まれている。その中で、『証治準縄』は「五輪学説」を比較的に全面的に整理した。その後、『審視瑶函』はこの理論を更に発展させ、比較的完全な「五輪学説」を形成した。『審視瑶函』は全部で七巻に分けられ、病案、五輪八廓定位図、気功と五運六気などの内容を含んでおり、眼病一〇八症と眼科の針灸要穴三十数箇所を記述し、さらに図面を添付し、内容が豊富で、体例（書物の編纂や文章構成の形式）が完備し、実用性と啓発作用がある眼科専門書だ。黄庭鏡の『目経大成』は五輪八廓、六腑三焦弁証などに対して詳しく述べただけではなく、針抜白内障術のの準備、操作、術後処理などを精緻な言葉で記述し、後世の眼科手術に大きな影響を与えた。

耳鼻咽喉科の発展を見ると、『黄帝内経』にはすでに五臓六腑との関係が記述されており、『傷寒雑病論』には当時に見られた耳鼻咽喉科の症状「梅核気」の症状の特徴と治療方法が記述されていた。魏晋から隋唐の時代に、耳鼻咽喉科が一応の規模を備え、『鍼灸甲乙経』と『肘後方』は耳鼻咽喉科などの五官病証を専門に論述した最初の著作だ。『諸病源候論』は耳鼻咽喉科の病気百三十余りに関連しており、『千金方』では五官病を「七竅病」に相応しい、専門の巻で紹介した。唐代太医署には耳目口歯科が設置され、宋代には口歯兼咽喉科が設置され、元代には口歯と咽喉を独立した分科が設置され、五官内部の分科に対する細分化を実現した。宋・金・元時代の多くの医書にも耳鼻咽喉科の病態に対する豊富な記録があった。例えば『儒門事親』の乳蛾病に対する記述と分析、劉完素の鼻部症状の特徴に対する詳しい記述などがあった。この頃には耳鼻咽喉科の治療技術も大きく発展し、多様な手術法が現れ、耳鼻咽喉科の治療に用いられる奇妙な器具も現れた。例えば『梦溪笔談』の記載によると、「顙叫子」を喉に入れると、声を発することを助けることができ、後世の人工喉頭に類似した器具だ。明・清時代の耳鼻咽喉科は、局部の病証と全身の弁証論治を結合する方法を重視した。また、当時では、何度も爛喉痧（猩紅熱）、白喉（咽頭・喉頭ジフテリア）などの疫病が発生したため、咽喉病を研究する医師の数は絶えず増加し、清代の咽喉科は独立した科として存在し、比較的に大きな発展をを遂げ、『咽喉科指要』『重楼玉鍵』『尤氏喉科秘書』など四十種類余りの咽喉病専門書が現れた。

原典を読む

『周礼・天官・冢宰』

医師掌医之政令、聚毒薬以共医事。凡邦之有疾病者、疕瘍者造焉、則使医分而治之。歳終、則稽其医事、以制其食。十全為上、十失一次之、十失二次之、十失三次之、十失四為下。

食医掌和王之六食、六飲、六膳、百羞、百醤、八珍之斉。凡食斉視春時、羹斉視夏時、醤斉視秋時、飲斉視冬時。凡和、春多酸、夏多苦、秋多辛、冬多鹹、調以滑甘。凡会膳食之宜、牛宜稌、羊宜黍、豕宜稷、犬宜粱、雁宜麦、魚宜苽。凡君子之食恒放焉。

疾医掌養万民之疾病。四時皆有癘疾。春時有痟首疾、夏時有癢疥疾、秋時有瘧寒疾、冬時有漱上気疾。以五味、五谷、五薬養其病。以五気、五声、五色視其死生。両之以九竅之変、参之以九蔵之動。凡民之有疾病者、分而治之。死終、則各書其所以、而入於医師。

瘍医掌腫瘍、潰瘍、金瘍、折瘍之祝薬、劀殺之斉。凡療瘍、以五毒攻之、以五気養之、以五薬療之、以五味節之。凡薬、以酸養骨、以辛養筋、以鹹養脈、以苦養気、以甘養肉、以滑養竅。凡有瘍者、受其薬焉。

獣医掌療獣病、療獣瘍。凡療獣病、灌而行之、以節之、以動其気、観其所発而養之。凡療獣瘍、灌而劀之、以発其悪、然後薬之、養之、食之。凡獣之有病者、有瘍者、使療之。死則計其数、以進退之。

『素問・熱論』（抜粋）

黄帝問曰、今夫熱病者、皆傷寒之類也、或愈或死、其死皆以六七日之間、其愈皆以十日以上者、何也。不知其解、願聞其故。

岐伯対曰、巨陽者、諸陽之属也。其脈連於風府、故為諸陽主気也。人之傷於寒也、則為病熱、熱雖甚不死、其両感於寒而病者、必不免於死。

帝曰、願聞其状。

岐伯曰、傷寒一日、巨陽受之、故頭項痛、腰脊強。

二日、陽明受之、陽明主肉、其脈侠鼻絡於目、故身熱、目痛而鼻幹、不得臥也。

三日、少陽受之、少陽主胆、其脈循脅絡於耳、故胸脅痛而耳聾。三陽経絡皆受其病、而未入於臓者、故可汗而已。

四日、太陰受之、太陰脈布胃中、絡於嗌、故腹満而嗌幹。

五日、少陰受之、少陰脈貫腎絡於肺、系舌本、故口燥舌幹而渇。

六日、厥陰受之、厥陰脈循陰器而絡於肝、故煩満而嚢縮。

三陰三陽、五臓六腑皆受病、栄衛不行、五臓不通、則死矣。

其不両感於寒者、七日、巨陽病衰、頭痛少愈。八日、陽明病衰、身熱少愈。九日、少陽病衰、耳聾微聞。

十日、太陰病衰、腹減如故、則思飲食。十一日、少陰病衰、渇止不満、舌幹已而嚏。十二日、厥陰病衰、嚢縦、少腹微下、大気皆去、病日已矣。

『素問・評熱病論』（抜粋）

黄帝問曰、有病温者、汗出輒復熱、而脈躁疾不為汗衰、狂言不能食、病名為何？岐伯対曰、病名陰陽交、交者死也。

帝曰、願聞其説。岐伯曰、人所以汗出者、皆生於谷、谷生於精、今邪気交争於骨肉而得汗者、是邪却而精勝也。精勝、則当能食而不復熱、復熱者邪気也、汗者精気也。今汗出而輒復熱者、是邪勝也、不能食者、精無俾也、病而留者、其寿可立而傾也。且夫『熱論』曰、汗出而脈尚躁盛者死。今脈不与汗相応、此不勝其病也、其死明矣。狂言者是失志、失志者死。今見三死、不見一生、雖愈必死也。

『外台秘要・消渇方』（抜粋）

消渇者、原其発動、此則腎虚所致、毎発即小便至甜、医者多不知其疾、所以古方論亦闕而不言、今略陳其要。按『洪範』稼穡作甘、以物理推之、淋餳酢酒作脯法、須臾即皆能甜也、足明人食之後、滋味皆甜、流在膀胱。若腰腎気盛、則上蒸精気、気則下入骨髄、其次以為脂膏、其次為血肉也。其余別為小便、故小便色黄、血之余也。臊気者、五臟之気。鹹潤者、則下味也。腰腎既虚冷、則不能蒸於上、谷気則尽下為小便者也、故甘味不変、其色清冷、則肌膚枯槁也。猶如乳母、谷気上泄、皆為乳汁。消渇疾者、下泄為小便、此皆精気不実於内、則便羸痩也。

又肺為五臓之華蓋、若下有暖気蒸即肺潤。若下冷極、即陽気不能昇、故肺幹則熱。故『周易』有否卦、乾上坤下、陽阻陰而不降、陰無陽而不昇、上下不交、故成否也。……火力者、則為腰腎強盛也、常須暖将息。

『婦人大全良方』陳自明序

世之医者、於婦人一科、有『専治婦人方』、有『産宝方』、治以「専」言、何専攻也、方以「宝」言、愛重之也。蓋医之術難、医婦人尤難、医産中数体則又険而難。彼其所謂『専治』者、『産宝』者、非不可用也。綱領散漫而無統、節目諄略而未備。医者尽於簡易、不能深求遍覧。有才進一方不効、輒束手者。有無方可拠、揣摩臆度者。有富貴家鄙薬賎、而不服者。有貧乏人憚薬貴、而無可得服者。有医之貪利、以賎代貴、失其正方者。古雲、看方三年、無病可治。治病三季、無薬可療。又雲、世無難治之病、有不善治之医、薬無難代之品、有不善代之人、此之謂也。

仆三世学医、家蔵医書若幹巻。既又遍行東南、所至必尽索方書以観。暇時閉関浄室、翻閲涵泳、究極未合、采摭諸家之善、附以家伝経験方、秤而成編。始自調経、訖於産後、凡八門、門数十余体、総二百六十余論。論後有薬、薬不惟其貴賎、惟其効。綱領節目、燦然可観、庶幾病者随索随見、随試随愈。

仆於此編、非敢求異昔人也、蓋亦補其偏而会其全、聚於散而斂於約. 期更無憾雲。愚者千慮、必有一得、君子毋以人廃言。

時嘉熙元年八月良日建康府明道書院医諭臨川陳自明良父序

『顱囟経・病証』（抜粋）

初生小児、鵞口撮噤、並是出胎客風著顱臍致有此、可以小艾灸三壮、及烙之、愈。初生小児、至夜啼者、是有瘀血腹痛、夜乗陰而痛、則啼。初生小児、一月内乳痢如膠、是母寒気傷胃所致也。初生小児、一月内乳痢如血、是母胸有滞熱所作也。初生小児、一月内両眼赤者、是在胎之時、母吃炙熱面、壅滞気、入胎中、燻児脳所致也。小児温熱、皆因従気熱而搏胃気然、若下之平気、即愈。気虚、則生驚而変癇。小児驚癇、一従虚邪客気相搏而生、其候当用補養安和、即愈。加以性冷及太過、即死。小児嘔逆吐、皆胃気虚、逆気客於臓気而作、当和胃養気。如至下冷即極。小児霍乱、吐逆、皆胃気与陰陽気上下交争而作、当用分和補薬調養、即愈。余皆死。小児客忤無辜、皆因客入所触、及暴露星月、小児嫩弱、所以此候多悪。

『銅人腧穴針灸図経』序

臣聞聖人之有天下也、論病以及国、原診以知政。王沢不流、則奸生於下、故弁淑慝以制治。真気不栄、則疢動於体、故謹医砭以救民。昔我聖祖之問岐伯也、以為善言天者、必有験於人。天之数十有二、人経絡以応之。周天之度、三百六十有五、人気穴以応之。上下有紀、左右有象、督任有会、腧合有数。窮妙於血脈、参変乎陰陽、始命尽書其言、蔵於金蘭之室。洎雷公請問其道、乃坐明堂以授之、後世之言明堂者以此。由是闓灸針刺之術備焉、神聖工巧之芸生焉。若越人起死、華佗愈躄、王纂駆邪、秋夫療鬼、非有神哉、皆此法也。

去聖寖遠、其学難精。雖列在経訣、絵之図素、而粉墨易糅、豕亥多訛。丸艾而壊肝、投針而失胃。平民受弊而莫贖、庸医承誤而不思。非夫聖人、孰救茲患?洪惟我後、勤哀兆庶、廸帝軒之遺烈、祗文母之慈訓、命百工以修政令、勅大医以謹方技。深惟針艾之法、旧列王官之守、人命所系、日用尤急、思革其謬、永済於民。殿中省尚薬奉御王惟一素授禁方、尤工厲石、竭心奉詔、精意参神。定偃側於人形、正分寸於腧募。増古今之救験、刊日相之破漏。総会諸説、勒成三篇。

上又以古経訓詁至精、学者封執多失、伝心豈如会目、著辞不若案形、復令創鋳銅人為式。内分腑臓、旁註溪谷、井滎所会、孔穴所安、竅而達中、刻題於側。使観者爛然而有第、疑者渙然而氷釈。在昔未臻、惟帝時憲、乃命侍臣為之序引、名曰『新鋳銅人腧穴針灸図経』。肇頒四方、景式万代、将使多瘠鹹詔、巨刺靡差。案説蠲痾、若対談於涪水。披図洞視、如旧飲於上池。保我黎烝、介乎寿考。昔夏後叙六極以弁疾、帝炎問百薬以恵人、固当譲徳今辰、帰功聖域者矣。

時天聖四年歳次析木秋八月丙申謹上

『針灸大成・頭不可多灸策』（抜粋）

嘗謂穴之在人身也、有不一之名。而灸之在吾人也、有至一之会。蓋不知其名、則昏謬無措、無以得其周身之理。不観其会、則散漫靡要、何以達其貫通之原。故名也者、所以尽乎周身之穴也、固不失之太繁。会也者、所以貫乎周身之穴也、亦不失之太簡。人而知乎此焉、則執簡可以禦繁、観会可以得要、而按経治疾之余、尚何疾之有不愈、而不足以仁寿斯民也哉。

『審視瑶函』凡例（抜粋）

五輪八廓、各分攸司、象形取義、腑臓部署、棋分星布、間不容発。俗僅得其皮毛、茲尽捜其精奥、按経弁癥、補瀉得宜、先巡輪廓之変、随察受病之源、主客逆順、毫厘千里。

治法分門、迥若雲泥、陰陽変換、具有権衡。不察司天、無以弁六気五運之極。不験経絡、無以審内外三因之候。不参奇経、無以証七情六淫之気。虎訣雖存、鴝眸難別、是函翼経宣化、循法審因、取『原機啓微』為鵠、輔以諸家鴻論、証験天行、賛理時気、綱領条目、珠聯繡錯、庶迎刃以解、入彀而中尓。

用薬寒熱、猶用兵虚実、確有主見、非空拳射覆、隔靴搔癢者比也。灼其受病於某経、主癥於某絡、病因於某部、感触於某候、宜温宜涼、内外表裏、一以貫之。若不揣其本而治其末、宜熱而反以寒沃之、宜寒而反以熱熾之、刀圭逆施、攻砭倒置、鮮不旋踵而滋之殃者、可不慎哉。

古人治目、凡薬力遅緩、不能急速取効者、則用針刺以済其急。然医者必須熟明経絡、癥的穴真、無不応手取効。但今人去古已遠、一聞針灸、心懐怯懼、是以医心懈怠、鮮工於此耳。孰知其取効敏捷、立起沈痾、善用之者、靡不有験。其治疾也、豈曰小補雲尓哉。

上工は未病を治す　歴代の漢方養生学

伝統的な漢方医学は疾病の診断、治療に対し、比較的に完備、独特な体系があるだけではなくて、疾病に対する予防と早期治療を非常に重視し、体に対する養護、保健をとても重視した。古人は「養生」「摂生（体を大切にする）」「治未病（未病の時期に治す）」と称した。歴代の医者は、例えば葛洪、陶弘景、孫思邈、劉完素などは養生の名医で、八十歳以上生きた古代医者は数多くあった。養生の理論、方法については、本当に多彩と言える。食物、薬物、生活様式、居所環境、呼吸吐納、導引按摩、針灸抜缶、文化教養、思想観念……、古人の自らの実践を経て、叡智をもって考えた後の帰納・総括は養生・保健と結びついて、今の人に数多い貴重な経験を提供した。

先秦から漢・唐時代の漢方養生学

養生は摂生、道生などとも呼ばれる。漢方医学における養生は、人々が自身の健康を影響する要素と戦う長い歴史の中で、疾病予防、保健･延年のための貴重な経験だ。これらの経験は系統的な論述、総括と実践の検証を経て、次第に系統的な思想と方法を形成し、人々の生活と健康に対して積極的な影響を生みだした。漢方医学の重要な組成部分として、養生学は歴史の発展に伴い、日に日に体系化と完備になり、養生観の変更と進化は長い歴史の歳月を通じて、異なった歴史時期の人々が生命と健康に対する認知と関心の程度を見ることができる。

一　先秦時代の養生観

先秦（中国の歴史区分で、秦以前の時代を指す）の時代、人々の養生に対する認識は、主にこの時期の史料文献に散見され、特別な文章と系統的な論述は形成されなかった。文字とした記録がないため、人々は殷商以前の上古時代に養生に対してどのような認識があったのか私達は分からない。現存する文献から見て、「養生」という言葉は最初に明確に『庄子』の内編に現れたはずだが、これは庄子の前に、人々は養生について認識していなかったわけでもない。

『史記・扁鵲倉公列伝』から見ると、黄帝時代には既に名医である兪跗が導引・按摩の術を得意としていたが、これはまさに一種の動態的な養生法だった。多くの文献記載から見ると、例えば『荘子』や漢代劉向の『列仙伝』などには、保養の術に精通した彭祖が八百余歳まで生きたという伝説がある。これらは上古時代の人々が保健・養生について非常に素朴な認識を持っていたことを反映している。『周易』には、「動而順行、是以出入無疾（動きて順を以て行く。是を以て出入疾无く）」「無妄、剛自外来而主於内、動而健、剛中而応、大亨以正、天之命也（无妄は剛外より来りて内に主となる。動きて健なり。剛中にして応ず。大いに亨りて正しきは、天の命なればなり）」とある。これは非常に質素な養生の「動」の思想を古くて質素な哲理の中に反映し、人々は事物ひいては天体に対して「妄動」しないが、「動きて健なり」の認識を反映し、事物は自然の法則に従って動く、しかし妄動できなくて、剛健に発展する本質を指摘した。事実、『周易』という古い哲学書籍の中には、人々の事物の根源についての最も素朴で知恵的な認識が含まれており、事物の発展・変化の基本的な法則を概括し、中国古代医学基本理論の源だ。例えば、漢方医学における「全体観」「養生観」「陰陽バランス観」など多くの思想はこれに由来し、この時代に人々は養生に対してすでに一定の関心と認識があった。

春秋戦国時代の養生観は主に諸子の散文に散見され、道家と儒家の両派が論述したことが多く、老子、荘子、孔子、孟子は当時の養生思想の主要論説群体になった。『老子』には「養生」が明確に提示されていなかったが、すでに「摂生」「長生」などの言葉が出現しており、上古時代から老子の時代にかけて、人々の養生に対する認識が次第にはっきりしてきたことを反映していた。老子の論述した養生は主に彼が提出した「道法自然」「返朴帰真」「清静無為」「少私寡欲」などの思想を通じて実現された。心の清静に対する修得を強調し、自然、素朴、簡単な生活に対する尊重を体現した。

荘子は養生の方面で老子の「道法自然」の観点を受け継ぎ、また昇華して内心の澄浄と自由が養生に対する作用を強調した。『荘子』の中には精神、内心、気息、形体の修業についての言及がいくつかあり、「心斎」「呼吸吐納」「導引」などの概念を提出し、後世の道家養生に基礎方法を提供した。彼が著した『養生主』には、養生理論に関する記述と論説があり、荘子の養生に対する認識と追求を反映していた。

儒家が論じた養生については、主に人格の修養を重視することから始め、人格精神の育成と向上を通じて養生の願望を実現することを強調した。例えば、孔子の言葉「己所不欲、勿施於人（己の欲せざる所は、人に施すこと勿かれ）」「仁者寿（仁徳があって命が長い）」「大徳必寿（大徳は必ず其の寿を得る）」「少時、血気未定、戒之在色（少き時は、血気未だ定まらず。之を戒むる色に在り）」などは、すべて倫理面から人々の修身養性を規範している。同時に、礼楽は人間の修養に対する向上と教化の作用を強調し、人々が人格の完備を通じて養生の目的を達成することを望んでいた。

戦国時代の孟子に至っては、孔子の教えを継承した養生論もあれば、養生についての独自の見解もあった。例えば、「吾善養吾浩然之気」（我善く吾が浩然の気を養ふ）とは、人格の徳を修養することを重視すると同時に、堂々とした心を養うことを強調し、心身を修養する目的を実現することだ。例えば『先己篇』には、「凡事之本、必先治身、嗇其大宝。用其新、棄其陳、腠理遂通。精気日新、邪気尽去、及其天年」とある。すなわち、精神の修養が身体の新陳代謝の調節と一体となってできるようにすることで、邪気を払い、寿命を延ばしたいという養生願望を実現するのだ。『本生』は更に大部分の内容で多く人体に有害で養生長寿に適さない生活様式を論述した。このように、戦国末期の秦では、人々の養生に対する認識は次第に明確になり、深くなってきた。この時の養生観はまだばらばらで系統性が乏しいが、すでに継承性と発展性があり、養生思想は日に豊かになり、具体的、かつ深く発展していたのだ。

二　秦・漢時代の養生学

秦・漢の時代は、中国古代養生学の基礎段階だ。秦・漢に入ると、文献の中で養生について探求する文字は明らかに多くなって、甚だしきに至っては大きなページひいては専門の論述が現れ、人々が養生に対する日に日にはっきりした認識と重視を体現していた。『漢書・芸文志』によれば、房中と神仙家は共に養生学の範疇に属するとされているが、『老子禁食経』『神農食忌』『扁鵲食禁』などの文献はほとんど失われていた。当時の養生学水準を代表した著作の一つは、黄帝の『黄帝内経』であり、その中に豊富な養生、病気予防の内容が記述されており、漢方医学養生学の基礎を定めた作品であり、中国古代医学養生学の発展に上を承けて下にうまくつなげる役割を果たした。例えば、『素問・四気調神大論』には、「是故聖人不治已病治未病、不治已乱治未乱、此之謂也。夫病已成而後薬之、乱已成而後治之、譬猶渇而穿井、闘而鋳錐、不亦晩乎（是の故に聖人は已病を治さずして未病を治す、已乱を治さずして未乱を治すとは、此れをこれ謂うなる。夫れ病已に成りて後にこれを薬し、乱已に成りて後にこれを治するは、譬うれば猶渇して井を穿ち、闘して錐を鋳るがごとし、亦た晩からずや）」とあり、未然に防ぐ養生、保健思想が体現されていた。同書はまた、「故陰陽四時者、万物之終始也、死生之本也。逆之則災害生、従之則苛疾不起（ゆえに陰陽四時なる者は、万物の終始なり、死生の本なり。これに逆らえば則ち災害生じ、これに従えば則ち苛疾起こらず）」「所以聖人春夏養陽、秋冬養陰、以従其根、故与万物沈浮於生長之門。逆其根、則伐其本、壊其真矣（聖人の春夏に陽を養い、秋冬に陰を養うゆえんは、この根に従うをもってなり。ゆえに万物、成長の門において浮沈す。この根に逆らえば、則ちこの本をうち、この真を壊すなり」と指摘した。

『素問・上古天真論』には、「和於陰陽、調於四時（陰陽に和し、四時〈四季〉に調え）」「処天地之和、従八風之理（天地の和に処り、八風〈東、西、南、北、東南、西南、西北、東北からの風〉の理に従い）」「上古之人、其知道者、法於陰陽、和於術数、食飲有節、起居有常、不妄作労、故能形与神倶、而尽終其天年、度百歳乃去（上古の人、その道を知る者は、陰陽にのっとり、術数に和し、食飲に節あり。妄りに労をなさず。ゆえに、よく形と神をともにして、ことごとくその天年を終え、百歳をこえてすなわち去る）」とある。これらの論述は「天人合一」、自然法則に従う養生観を示しており、飲食、労作、起居には節度があることを人々に注意したのだ。

『素問・上古天真論』には、「嗜欲不能勞其目、淫邪不能惑其心、愚智賢不肖不懼於物（その目嗜欲に勞することなく、その心淫邪に惑わされることなく、愚〈人〉も智〈人〉も賢〈人〉も不肖なものも物事に於いても懼ず）」また「虚無恬淡（心穏やかで欲が無く、物事に執着しない）」「精神内守（心を平穏に保ち）」「志閑而少欲、心安而不懼（これをもって志閑にして少欲、心安らかにして懼れず）」「外不勞形於事、内無思想之患（外形を事に労せず、内に思想の患いなく）」とある。これは人々に、外物に惑わされず、静かで穏やかな心を持つことを注意したのだ。

『素問・上古天真論』には、「今時之人不然也、以酒為漿、以妄為常、酔以入房、以欲竭其精、以耗散其真。不知持満、不時御神。務快其心、逆於生楽、起居無節。故半百而衰也（今時の人は然らざる

なり。酒をもって漿となし、妄をもって常となし、酔いてもって房に入り、欲をもってこの精を竭くし、もってこの真〈真気〉を耗散す。満を持することを知らず、時ならずして神を御す。務めてこの心を快にし、生楽に逆らい、起居に節なし。故に百半ばにして衰うるなり）」とある。『素問・挙痛論』には、「百病生於気也、怒則気上、喜則気緩、悲則気消、恐則気下、寒則気収、炅則気泄、驚則気乱、労則気耗、思（あるいは「憂」）則気結（怒は気が上り、喜は気が緩み、悲は気が消え、恐は気が下がり、寒は気が収縮し、暑は気を漏らし、驚は気が乱れ、労は気が消耗し、思は気が固まる）」とある。『素問・宣明五気篇』には、「久視傷血、久臥傷気、久座傷肉、久立傷骨、久行傷筋（久座は肉を傷る、久立は骨を傷り、久行は筋を傷る）」「大飽傷脾、大怒気逆傷肝、強力挙重、久坐湿地傷腎、形寒、飲冷傷肺、憂愁思慮傷心、風雨寒暑傷形、大恐懼不解傷志（大飲は脾を 大怒気逆は肝を、久坐湿地は腎を、寒飲は肺を、憂愁思慮は心を、風雨寒暑は形を、恐惧不節は志を傷つける）」とある。これらは養生に役立たない悪いやり方を裏側から提示した。

このほか、西漢劉安の『淮南子』、董仲舒の『春秋繁露』も養生についての論説がある。『淮南子』には、「精気為人」という論題を明確に提出し、「医者、常治無病之病、故無病（良医は、常に無病の病を治す、故に病が無い）」というのは、実際に古代医学の「治未病（病気になる前に未病の段階で治す）」思想の出発点であり、日常精神と身体の修養と保健を重視することを強調した。董仲舒はこれを受けて、「積精」「愛気」「静神」の養生法を提出し、古代医学の養生法を日々明らかにした。しかし、これらの養生に関する論述は、すべて医者の手によるものではなかった。両漢時代に養生を明確に認識し、専門化の視角から検討した医者は後世に尊敬された張仲景と華佗だった。後世に「医聖」と尊称された張仲景は、名医であり、長沙の太守でもあった。彼は社会、人民に対して高度な責任感と使命感を持って、『傷寒雑病論』の中で医薬に注意を払い、日常の養生、保健を重視するよう強く呼びかけ、「上以療君親之疾、下以救貧賎之厄、中以保身長全、以養其生（上は以て君親の疾を寮し、下は以て貧賤の厄を救い、中は以て身を保ち長全し、以て其の生を養わず）」と述べた。養生では、「若人能養慎、不令邪風幹忤経絡（もし人よく養い慎めば、邪風をして経絡に干忤せしめず）」「四肢才覚重滞、即導引、吐納、針灸、膏摩、勿令九竅閉塞（急に四肢が重く、むくんで腫れた感じがしたら、すぐに気功で気を巡らせ鍼灸や按摩をすると、それらの症状が改善され、九竅〈両目、両鼻、両耳、口、尿道、肛門〉も閉塞することがない）」によって、「五臓元真通暢、人即安和（もし五臓の元真通暢すれば人すなわち安和し）」の目的を達成する。その著書『傷寒雑病論』に記載された

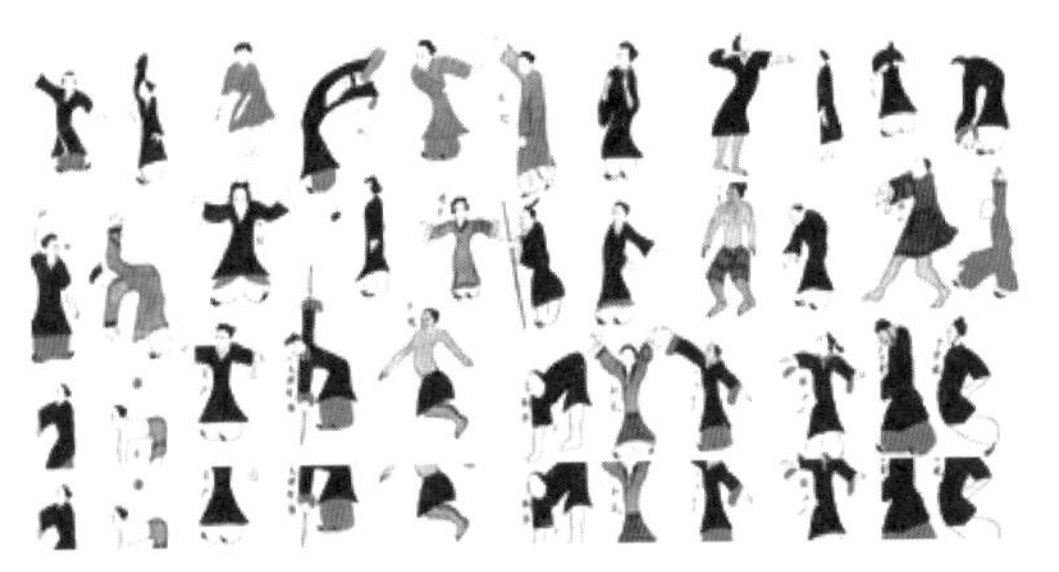

導引図

当帰生姜羊肉湯などの有名な処方は、中国薬膳の先駆けとなった。

後漢末の華佗は、臨床各科の医術に優れた名医であり、養生保健の理法（規律）に精通していた。『後漢書』によると、「暁養性之術、時人以為年且百歳、而貌有壮容、、時人以為仙（養性の術を暁り、年且に百歳にならんとするに而して猶壮容有り、時の人以て仙なり）」といい、養生・保健について「人体欲得労動、但不当使極尓。動揺則谷気得消、血脈流通、病不得生、譬猶戸枢不朽是也（人体は労働を得んことを欲す。ただ当に極めしめざるべきのみ。動搖は則ち穀気を消すを得、血脈は流通し、病生ずるを得ず。譬うれば戸枢の、終に朽ちざるがごときなり）」と指摘した。彼は「五禽戯（五種類の獣の動きを真似した体操）」を作り、その弟子の呉普が伝承して今まで伝わって衰えないで、呉普自身と華佗のもう一人の弟子・樊阿は共に高寿を享有した良い養生者だった。

三　魏・晋から隋・唐時代の養生学

秦・漢以降、養生学の内容は漢方医学と道家、道教の書籍に多く集中しており、儒家や仏教書にも見られた。文化の背景が同じで、思想の観点が近いため、伝統的な漢方医学と道家、道教の文化血筋は更に近縁に見え、その近縁の交点は更に養生の方面に現れた。道家・道教の養生と伝統的な漢方医学の養生は互いに滋生しながら補足し、中国伝統養生学の分野で主導的な位置を占めた。これに儒家の道徳、人格の修養、仏教の心性修養を加え、その後に儒、道、仏の精華――理学思想を融合した。

このように豊かな文化土壌の中で、数多くの業績のある養生名家が生まれた。

東晋時代の葛洪は道士・錬丹家であり、名医でもあり、『抱朴子』内外編、『神仙伝』及び医書『肘後方』などを著した。養生について「欲求仙者、要当以忠孝、和順、仁信為本。若徳行不修、而但務方術、皆不得長生也（仙人になろうとする者は、要するに、忠・孝・和・順・仁・信を基本となすべきだ。徳行を修めなければ、方術を勤めても長生きできない）」「必欲積善立功、慈心於物、恕己及人、仁逮昆虫、楽人之吉、滑人之苦、賙人之急、救人之窮、手不傷生、口不勸禍、見人之得、如己之得、見人之失、如己之失、不自貴、不自誉、不嫉妬勝己、不佞諂陰賊、如此乃為有徳、受福於天、所作必成、求仙可冀也」と指摘した。『抱朴子』内篇は修仙、錬丹の論述を主とし、外篇は修身、治世の論述を主とし、彼の養生思想・観点及び関連著述は、後世の養生理論と実践に大きな影響を与えた。

南梁時代に「山中の宰相」と呼ばれた陶弘景は、道教の名士であり、著名な医学者でもあり、『集金丹黄白方』『真誥』『真祀業図』などの道教著作、及び『本草経集注』『陶氏効験方』『補闕肘後百方』『陶隠居本草』『薬総訣』などの医学書を著したが、『養性延命録』『服気導導』などの養成著作も後世の養生に大きな影響を与えた。

隋・唐時代の孫思邈は医徳が高く、医術が優れた名医であり、自身の修養が深く、医薬・鍼灸にも精通し、儒家、道家、道教、仏典及び諸子百家の思想学説を傍通した。彼が著した『千金翼方』などの著作には、豊富な医学理論、医療内容だけでなく、「大医精誠」「道林養性」などの道徳教養の論述があり、飲食養生、薬物養生、運動養生、情志養生などの養生保健の具体的内容が記され、本人としても百歳を超えた。

魏・晋時代から隋・唐時代までは漢方養生学発展の重要な時期であると言える。養生思想と方法に関する論述は、先人の基礎の上から更に発展した。養生を記述する文献は日に日に増え、漢方医養生理論も多くの養生名家によって形成された。唐代に至り、内容は日に日に豊富になり、体系は次第に完備され、養生学全体が大きな発展を遂げた。

宋・金・元時代の漢方養生学

一　宋代の養生思想

宋代になると、ますます多くの人が養生の重要性を意識し、そして養生の実践と研究に参加し、漢方養生はかつてないほど発展の歴史段階に入った。多くの養生名家が現れただけでなく、養生理論は系統的に論述され、養生に関する多くの専門書が現れた。道教の養生から見れば、この時すでに「外丹」から「内丹（古来の錬丹の術を外丹、体内にできる丹ならびにその製法を内丹と呼んだ）」への移行と研究を完成した。道教養生において比較的に代表的なのは、宋初の有名な道教学者・陳摶だ。彼は宋の太宗から「希夷先生」と号を賜り、漢代以来の『周易』象数学統系を継承し、また黄老の清浄無為思想、道教の修行方術と儒家の道徳、人格修養、仏教の禅観などを総合的に融合させ、宋代理学の発生に大きな影響を与え、宋代理学の先駆者と考えられる。彼は「無極図」「太極図」「先天方円図」「八卦生変図」など一連の『易』図を創案し、『易龍図序』『太極陰陽説』などを著した。彼は修身養性（身を修め性を養う）の法を身につけ、『指玄篇』『観空篇』『胎息訣』『陰真君還丹歌注』などを著し、導引、還丹などの内容を論じた。後世の道教徒に伝わる説によると、彼は唐懿宗咸通十二年（八七一）に生まれ、宋太宗端拱二年（九八九）に逝去した。享年一一八歳で、後世に「陳摶老祖」や「睡仙」などの称号がある。

道家、医者以外に、宋代には多くの社会群体（グループ）が養生の道に熱中し、漢方医学養生学の発展に対して積極的な推進作用を果たした。例えば、宋代の帝王群体は宋代養生学の発展を推進する一つの無視できない力であった。彼らは養生を重んじ、医学を重視するため、政令で医学、養生に対して重点を置いてサポートした。例えば、宋の太宗時代に李昉が『太平御覧』の編纂を主導し、王懐隠らに『太平聖恵方』の編纂を命じた。この二つの典籍はいずれも非常に豊富な養生資料を記述し、養生学の更なる発展のために資料上の便宜を提供した。後の宋真宗も養生の道を尊んで、趙自化の撰した『四時養頤録』を『調膳摂生図』と改名し、同書で漢方医学薬膳の発展を推進したほか、唐代の『四時摂生論』と宋代の『集験方』という二つの養生著作を天下に頒布し、養生学の地位を高めた。徽宗の時、彼が編纂した『聖済経』は養生学の発展に対して極めて重要な役割を果たし、これまで、宋代の養生研究は最高潮に達した。このような社会気風の影響を受け、多くの文人も養生研究の行列に入った。彼らは養生に対して実践躬行しただけでなく、自分の心得・方法を説明し、多くの見解を持って古代養生学の発展に積極的な影響を与えた。例えば、蘇軾、沈括、陸遊、朱熹などの著名な文士はすべて身をもって実践し、養生学の研究と発展を推進した。

蘇軾は、北宋の有名な文学者と政治家であり、彼の一生は波乱万丈だったが、度量が広い、人生の逆境に出会うたびに、心の余裕を持って直面し、詩風は豪快で、後世に感服させられた。このようなゆったりとした人生態度は、一方では個人の性格と関係があったが、他方では彼が修身養性、養生学を重視していたこともある。儒教の「達則兼済天下（達すれば則ち兼ねて天下を善くす）」に精通した文人だったが、人生の苦境に立たされた失意の文人として、「窮則独善其身（窮すれば独り善がり）」という釈家・道家の思想は、彼の精神的支柱となった。特に老荘思想の養生内容は、蘇軾の修身養性に大いに助けになった。文献によると、蘇軾は常に友人と養生の道を議論し、気功についても心得ていたという。彼は自然に親しみ、自然で心を浄化し、イライラ・鬱を戒めるのが好きだった。ある人は彼にどんな養生の秘訣があるかを尋ねると、蘇軾は「無事以当貴、早寝以常富、安歩以当車、晩食以当肉（無事を以て貧に当て、早寝を以て富に当て、安歩を以て車に当てる、晩食を以て肉に当つ）」と四句の遊戯詩を揮毫し、作者の穏やかな心理状態と非常に簡素な養生観を表現した。養生についての心得と見解を『蘇学士方』に記されている。その中で、導引、叩歯、咽津、調息などの養生方法に関する記述は、その後の陸遊、朱熹などの養生観に一定の影響を与えた。『蘇学士方』は後代の編集によって整理され、沈括の『良方』と統合され、『蘇沈良方』と命名され、その後の養生と漢方医学の発展に一定の参考作用を果たした。

八十五歳の寿星・詩翁として、陸遊の養生秘訣は、主に読書を通じて修身（身を正しくおさめて、立派な行いをするように努める）養性（生命を養って長生をはかる）をし、規則的に睡眠を作り、多くの運動をし、常に呼吸を調節し、医理を研究することだった。現存する詩稿を見ると、陸遊には非常に良好な生活習慣があった。例えば、彼は「八十身猶健、生涯学灌園（八十にして身猶ほ健なり、生涯灌園を学ぶ）」という。陸遊は散歩が好きで、八十歳になっても野菜作りを楽しみにして、これも運動による養生目的の達成だ。彼は毎日、腹をさすり、足を洗って「朝晡両摩腹」「洗脚上床真一快、稚子漸長焼鮮湯」という。腹部をマッサージすることは、消化に役立つだけでなく、血液の循環を促進し、便秘を防止する。足は人体の第二心臓であり、足底をマッサージすると体の血行がよくなり、新陳代謝が促進され、寝る前に温水で足を洗うことは睡眠に有利であり、臓腑の機能を強化し、これらはすべて中国医学の養生の道に符合する。また、陸遊は気功を好み、練習に励んで「学道知専気、尊生得忘形、精神生尺宅、虚白集中局」「閉戸未須学堅坐、不知更敗幾蒲団」と述べた。長期的に気功を練習することで、陸遊は自分の体が軽く、丈夫で、元気があふれることを発見し、「眼明可数遠山畳、足健直窮流水源」「已迫九齢身愈健、熟観万巻眼猶明」と述べた。これらはすべて養生を信仰、堅持したことが陸遊にもたらした利益だ。

養生に対する朱熹の主な貢献は、理学の大家として理学を次第に医学領域に浸透させたことだ。例えば、彼は「居静」「持敬」の説を提唱し、動と静を相互に助力させ、静を基本とする心性修養の原則を医学養生の範囲に導入させ、その後の金・元医者の養生研究にもう一つの理論的な視点を提供した。

二　金・元時代の養生学

金・元時代の養生学は宋代の養生思想を継承し、また新たな発展を示した。この時、金元四大家を代表とし、発病学の視角から養生規則を探求する一方、老年の生理特徴から養生による延年の方法を研究した。道家の養生学において、丘処機は当時の養生学の代表的な人物であり、彼の養生思想は後の養生学に一定の影響を与えた。

金元四大家として、劉完素、張従正、李杲、朱震亨の四人は医学造詣が深く、養生の面でも優れていた。劉完素は主に『黄帝内経』に論じられた養生法を主旨とし、四時（四季）と自然養生に順応し、食養生を提唱し、農畜と野菜の種果を食養生の主な手段とし、ただ薬石（薬物と石針）に頼ることを主張しなかった。

その一方で、張従正は人体の健康・無病は、血の流れがよいことが重要であると考えた。養生は気血の流暢、陰陽の平和を保つことから始め、いわゆる「貴流不貴滞」「貴平不貴強」ことであり、補法（益・養・虚を補う）の濫用に反対し、食養を尚（貴ぶ）とした。

発病学の視角から見ると、李杲は「脾胃之氣既傷、而元氣亦不能充、而諸病之所由生也」と考え、だから、彼は「省言（多言は気を損じる）」「惜気（元気を守る）」を強調し、養生の肝心な点は脾胃を保護することにあると考え、そして名利に淡泊し、無欲の養生観を提出した。

朱震亨は彼らと違って、陰精（陰陽の内の陰の精気）の人体に対する重要な作用を更に強調した。従って、病気を治療するにしても養生するにしても腎臓の陰を滋補することを肝心な点と強調した。彼は若い時、儒家の四書、五経を熟読し、その後また理学を研究したので、その医学理論は理学内容、太極理論と漢方医学の理論を一体にして、また相互に啓発する独特な体系だ。天地の陰陽と人体の陰陽の道理に対する精確な論断・妙悟を通じて、朱震亨は人体の生理、病理の面で「陽常有余、陰常不足（陽は常に余り有り、陰は常に不足）」の医学見解を提出した。そして、このような理論観点から医療と養生を指導し、著書『格致余論』には、「食箴」「色欲箴」「茹淡論」「房中補益論」「養老論」などがあり、飲食、色欲などの方面や高齢者養生の要点、注意事項などを論じ、心性修練、情志調節などの心理養生の問題についても詳しく論述していた。

丘処機（一一四八～一二二七）、字は通密。長春子と号した。金末元初の道教の宗師だった。彼は道術に精通し、医学理論にも通じ、詩語の風格は洒脱で格調が高く、太祖チンギス・ハーンの度重なる召仕と封誥を受けて、彼の全真道の影響を拡大した。乾隆帝はかつて「万古長生、不用餐霞求秘訣。一言止殺、始知済世有奇功」と彼を評価し、その養生思想が後世に与えた影響は十分に見られる。丘処機は「人以飲食為本、其清者為精気……気全則生、気亡則死、気盛則壮、気衰則老」「人以気為主、逐物動念則元気散」と考え、だから「在世之間、切宜減声色、省嗜欲」のだ。節制は丘処機養生観の主要な内容だ。そのほか、彼は自然への親しみを強調し、自然環境を利用して人々の良い生活情趣を育て、養生の境界を高めることを主張し、「一径桃花春水急、彎環流出洞天心」と述べた。彼の称賛したのは活発な自然景観で、あがめ尊ぶのは「安之若素（困難に遭遇しても泰然自若としている）」「寵辱不驚（損得を気にかけない）」の気持ちであり、この虚静恬淡（心静かでわだかまりがなく、さっぱりしている）と自然無為（作為がなく、自然のままである）の心は道家の追求した虚静、澄明な美意識だ。彼は「長河耿耿夜深深、寂寞寒窓万慮沈。天下是非倶不到、安閑一片道人心」と述べ、淡々と闊達な心に、精神と天地が一体となっているような度量と追求があり、思考のプロセスそのものが養生を自覚的に補完している。

宋・金・元時代の養生学は、空前の発展を遂げただけでなく、養生思想の争鳴も現れた。当時の文人群体、帝王群体は養生学の修習行列に参加しただけでなく、多くの養生名人が現れ、また多くの養生学専門書が現れた。例えば、蒲虔貫の『保生要録』、陳直の『養老奉親書』、元代の鄒鉉が続補した『寿親養老新書』、王珪の『泰定養生主』、汪汝懋の『山居四要』などが刊行されたことから、宋・金・元時代の養生学はもっと豊富な内容、さらなる系統的な論述を持ち、養生学はこの歴史の時期に更に広範な認識と重視を得たことが分かる。

明・清時代の漢方養生学

一　明代の漢方養生学

明代の漢方養生学は、急速な発展を遂げ、人々は養生・保健に対して重視し始めた。多くの養生を重視する医者と養生書籍が現れ、養生の文化は急速に広まった。明代の偉大な医薬学者、李時珍は、自分の医療、採薬、製薬、投薬の実践から、各種の書籍八百冊以上を参照し、二十七年をかけて内容のきわめて豊富な薬草学の巨著『本草綱目』を書いた。同書の中に記載された内容は、薬草学を主体としていたが、実際には古代の自然科学の各方面と人文文化の多くの内容に関連していた。同書の養生学への貢献は、同書に記載された多くの薬物に現れている。例えば、人参、オウギ、何首烏、霊芝、黄精、キク、クコ、蒼術などは、その治療効果を詳しく述べたと同時に、これらの薬物が体を強くし、寿命を延ばす方面の作用を記載し、また、先代の文献の中の養生に関する一部の誇張、不実の記述に対しても批判と疑問を提起した。

養生の学術理論から見ると、張景岳の「治形論」は養生における「養形（形体を整える）」の重要性を論述した。昔から「養神（心を養う）」を中心とした養生論を反対にして、形体と生命、形と神の内在的な関係性を弁証的に述べ、形を生命と神の基礎的地位に置き、非常に新鮮で独特な養生見解を提出した。この時、人々は養生に対する多元的な検討と関心を表していた。

『修齢要旨』は冷謙の著で、成書は正統七年（一四四二）だ。彼は元末明初の有名な養生家で、博学多才で、詩文を善とし、音律を巧みにし、医理を通じている。彼はかつて道士籍に入り、導引の術に精通し、養生が程よく、鶴髪童顔（髪はタンチョウヅルの羽毛のように白いが顔色は子供のように赤々としている）、享寿一四〇歳だった。彼の養生思想については、主に『修齢要旨』に記載されている。同書には、四時調摂、起居調摂、延年長生の方法、さらに十六段錦、八段錦などの導引法と導引病死法が記述されていた。形式的には養生・気功法を説明する記述媒体として歌訣が用いられたことが多く、朗々と読み上げ、長生十六字訣のようなものを覚えやすく、「一吸便提、気気帰臍、一提便咽、水火相見」などは、学習者に応用しやすい。

万全は明代の著名な医者、養生学者であり、彼の著述が豊富で、『養生四要』の養生記述が最も全面的だ。同書は嘉靖二十八年（一五四九）に刊行され、比較的に全面的に医者、道家と儒家の養生に対する論述を収録し、そして本人の験方（有効性が立証された処方）をその中に収録し、主に寡欲、慎動、法時、疾病という四つの方面から養生の道と具体的な方法を記述した。寡欲とは、すなわち、房事の節制と飲食の有度だ。慎働とは、情の保養に対して、喜怒哀楽の心配をある程度コントロールし、精神を保全することだ。法時とは、四時（四季）の法則に従い、季節の特徴によって作息と生活を調整する。例えば、春温夏熱、秋涼冬寒、季節の特徴に基づいて衣服を加減しなければ、正気を損ない、邪気が侵入し、健康に影響するため、作者は季節の変化によって養生することを強調した。却疾とは、薬剤の養生のことだ。ここでは、精神修練に対する「上薬（病気を予防する薬を「上薬」）」の働きを重視するようにと著者が提示し、「中薬（体質を改善する薬）」で体を養生することを知っていて、病気になった時に「下薬（病気を治療する薬）」を探すのではなく、「下薬」というのは、毒性のある薬で作られた薬剤なので、病気になった人を「攻邪法」で回復させるのだ。

また、養生・保健を主な内容とする養生学の専門書、例えば高濂の『遵生八便』、尹真人の弟子が撰した『命圭旨』、呉正倫の『養生類要』、陳継儒の『養生膚語』などは、明代の養生学の発展に貢献し、伝統的な養生学の内容を多彩にさせた。

二　清代の漢方養生学

清代の養生学は、すでに比較的に全面的な内容と完備した体系があった。この時、養生学の内容に老年養生に関する著作が現れ、人々の老年保健養生に対する関心を体現した。例えば、尤乗の『寿世青編』、曹庭棟の『老老恒言』、汪昂の『勿薬之詮』、王世雄の『随息居飲食譜』などはそうだ。その中で『寿世青編』と『老老恒言』が代表的だ。『寿世青編』の成書は康熙六年（一六六七）にあり、著者の尤乗は、早期に儒学に酔い、後に医道に入って、養生の道に対して多くの見解を持っていた。『寿世青編』の中で、著者は主に起居、四時（四季）調摂、五臓調養、病後食療などの方面から養生の方法を論じ、老荘、孫思邈らの養生思想について詳しい説明をし、寡欲と修身養性は延年と却病（病を去る）の良方であることを提唱した。特に本書に収録された「十二段働功」「小周天法」は、民間に広く流布していた。

『老老恒言』は、乾隆三十八年（一七七三）に曹庭棟が撰した、老年養生の専門書だ。同書のの中で、作者は広範に医学典籍及び経、史、子、集などの養生に関する論述を採集し、そして自分の養生経験と結び付けて、安寝、朝興、飲食、散歩、夜坐、導引など三十四の項目から老年の日常養生の方法について詳しく述べた。いわゆる「老老老」とは「老吾老」で、自分の心で他人の考えを推し量り、老人をいたわり養うという意味がある。同書の中で、著者の基本的な観点は、老年養生に心神平和、起居有度、注意寒暖、節制飲食、調和脾胃、良好な趣味を育成することを提示した。同書には編制した百種類の粥譜を収録し、まさに論述が全面的で、構想も斬新、独特であり、後世の養生学に大きな影響を与えた。

乾隆は「康乾盛世（または康雍乾盛世）」の創建者であり、養生に優れたことから漢方医学史に名を残された。八十九歳という高齢で、中国史上最長寿の帝王になった彼は、養生の面で、自分の経験を参考にして養生四訣をまとめた。すなわち、「吐納肺腑、活動筋骨、十常四勿、適時進補」だ。十常とは「歯常叩、津常咽、耳常弾、鼻常揉、睛常運、面常搓、足常摩、腹常捋、肢常伸、肛常提」だ。四勿とは「食勿言、臥勿語、飲勿酔、色勿迷」だ。この養生口訣の運用で、乾隆が九十歳近くになっても彼の考えははっきりし、自ら「十全老人」と号し、後代に「古稀天子」と呼ばれていたほど、彼の使用した養生方法は医学の道理にぴったりで、操作性と説得力が強いことが分かる。記載によると、康乾盛世ではかつて何度か「千叟宴（老人千名による宴）」を催したが、乾隆の在位五十年を記念して行われた「千叟宴」の場面が一番大きいだ。当時、乾隆帝は七十五歳だったが、出席者のうち最高齢者は一四一歳だった。これも清朝の高齢者に対する尊重と関心、時人（その時の人）の養生と健康意識の強化と普遍性を反映していた。

また、顔元が提唱したスポーツ養生、鄭官応が著した『中外衛生要旨』及び曾国藩の養生経験はすべて清代養生学の構成部分だ。特に『中外衛生要旨』は、中国古代の伝統的な養生について論述と説明をしたほか、国外の健康法を紹介し、中国の養生思想の発展を促進した。清代のこれらの養生学書籍は先代の養生理論と方法を継承、総括、整理したと同時に、ある程度の充実と発展があり、中国伝統養生学を日々豊かにし、完備させた。

歳月の研磨を経て、人々の健康に対する関心も日に日に深くなり、養生観は歴史の発展に伴ってますます豊かになり、系統的になった。歴代の人々のたゆまぬ努力を経て、日に日に成熟した養生学は人々の日常生活と生命健康に軽視できない積極的な役割を果たしている。これらの絶えず改善された養生思想は、漢方医学の養生文化に豊富と発展の役割を果たしただけでなく、中華民族の繁栄と生息のために不滅の歴史的貢献をした。

原典を読む

『素問・上古天真論』（抜粋）

（黄帝）問於天師曰、余聞上古之人、春秋皆度百歳、而動作不衰。今時之人、年半百而動作皆衰者。時世異耶、人将失之耶。

岐伯対曰、上古之人、其知道者、法於陰陽、和於術数、食飲有節、起居有常、不妄作労、故能形与神俱、而尽終其天年、度百歳乃去。

今時之人不然也、以酒為漿、以妄為常、酔以入房、以欲竭其精、以耗散其真、不知持満、不時禦神、務快其心、逆於生楽、起居無節。故半百而衰也。

黄帝曰、余聞上古有真人者、提挈天地、把握陰陽、呼吸精気、独立守神、肌肉若一、故能寿敝天地、無有終時、此其道生。

其次有聖人者、処天地之和、従八風之理、適嗜欲於世俗之間、無恚嗔之心、行不欲離於世、被服章、挙不欲観於俗、外不労形於事、内無思想之患、以恬愉為務、以自得為功、形体不敝、精神不散、亦可以百数。

『素問・四気調神大論』（抜粋）

春三月、此為発陳。天地倶生、万物以栄、夜臥早起、広歩於庭、被発緩形、以使志生、生而勿殺、予而勿奪、賞而勿罰、此春気之応、養生之道也。

夫四時陰陽者、万物之根本也。所以聖人春夏養陽、秋冬養陰、以従其根、故与万物沈浮於生長之門。逆其根、則伐其本、壊其真矣。故陰陽四時者、万物之終始也、生死之本也、逆之則災害生、従之則苛疾不起、是謂得道。……是故聖人不治已病、治未病、不治已乱治未乱、此之謂也。夫病已成而後薬之、乱已成而後治之、譬猶渇而穿井、闘而鋳錐、不亦晩乎。

『呂氏春秋・本生』（抜粋）

始生之者、天也。養成之者、人也。能養天之所生而勿攖之、謂天子。

夫水之性清、土者扫之、故不得清。人之性寿、物者扫之、故不得寿。物也者、所以養性也、非所以性養也。

今有声於此、耳聴之必慊、已聴之則使人聾、必弗聴。有色於此、目視之必慊、已視之則使人盲、必弗視。有味於此、口食之必慊、已食之則使人瘖、必弗食。是故聖人之於声色滋味也、利於性則取之、害於性則舎之、此全性之道也。

貴富而不知道、適足以為患、……出則以車、入則以輦、務以自佚、命之曰招蹷之機。肥肉厚酒、務以自強、命之曰爛腸之食。靡曼皓歯、鄭、衛之音、務以自楽、命之曰伐性之斧。

『寿親養老新書・飲食調治』（抜粋）

主身者神、養気者精、益精者気、資気者食。食者、生民之天、活人之本也。故飲食進則谷気充、谷気充則気血盛、気血盛則筋力強。故脾胃者、五臓之宗也。四臓之気、皆稟於脾。故四時皆以胃気為本。『生気通天論』雲、気味辛甘発散為陽、酸苦湧泄為陰。是以一身之中、陰陽運用、五行相生、莫不由於飲食也。若少年之人、真元気壮、或失於饑飽、食於生冷、以根本強盛、未易為患。其高年之人、真気耗竭、五臓衰弱、全仰飲食以資気血、若生冷無節、饑飽失宜、調停無度、動成疾患。

老人之食、大抵宜其温熱熟軟、忌其粘硬生冷。毎日晨朝、宜以醇酒先進平補下元薬一服、女人則平補血海薬一服。……至辰時、服人参平胃散一服、然後次第以順四時軟熟飲食進之。食後引行一二百歩、令運動消散。臨臥時、進化痰利膈人参半夏丸一服。尊年之人、不可頓飽、但頻頻与食、使脾胃易化、谷気長存。若頓令飽食、則多傷満。縁衰老人腸胃虚薄、不能消納、故成疾患。為人子者、深宜体悉、此養老人之大要也。日止可進前薬三服、不可多餌。如無疾患、亦不須服薬。但只調停飲食、自然無恙矣。

『寿親養老新書・夏時摂養』（抜粋）

盛夏之月、最難治摂、陰気内伏、暑毒外蒸、縦意当風、任性食冷、故人多暴泄之患。惟是老人、尤宜保護。若檐下過道、穿隙破窓、皆不可納涼、此為賊風、中人暴毒。宜居虚堂浄室、水次木陰、潔浄之処、自有清涼。

渇宜飲粟米温飲、豆蔻熟水、生冷肥膩尤宜減之。縁老人気弱、当夏之時、納陰在内、以陰弱之腹、当冷肥之物、則多成滑泄。一傷正気、卒難補復、切宜慎之。若須要食瓜果之類、量虚実少為進之。縁老人思食之物、若有違阻、意便不楽。但随意与之、才食之際、以方便之言解之、往往知味便休。不逆其意、自無所損。

『寿世青編・孫真人衛生歌』（抜粋）

心若太費費則竭　形若太労労則歇
神若太傷傷則虚　気若太損損則絶
世人欲知衛生道　喜楽有常嗔怒少
心誠意正思慮除　順理修身去煩悩
春噓明目木扶肝　夏至呵心火自閑

秋呬定収金肺潤　冬吹腎水得平安
三焦嘻却除煩熱　四季常呼脾化餐
切忌出声聞口耳　其功尤勝保神丹
太飽傷神饑傷胃　太渇傷血並傷気
饑餐渇飲勿太過　免致膨脝傷心肺
酔後強飲飽強食　未有此生不成疾
人資飲食以養身　去其甚者自安適
慎勿将塩去点茶　分明引賊入其家
下焦虚冷令人痩　傷腎傷脾防病加
坐臥切防脳後風　脳内入風人不寿
更兼酔飽臥風中　風才一入成災咎

『寿世青編・孫真人養生銘』

怒甚偏傷気　思多太損神
神疲心易役　気弱病来侵

勿使悲歓極　常令飲食均
再三防夜酔　第一戒晨嗔
亥寝鳴天鼓　晨興漱玉津
妖邪難犯己　精気自全身
若要無疾病　常当節五辛
安神宜悦楽　惜気保和純
寿夭休論命　修行本在人
若能遵此理　平地可朝真

『老老恒言・安寝』

少寐乃老年大患。『内経』謂衛気不得入於陰、常留於陽、則陰気虚、故目不瞑。……『邵子』曰、寤則神栖於目、寐則神栖於心。又曰、神統於心、大抵以清心為切要。然心実最難把捉、必先平居静養、入寝時、将一切営為計慮、挙念即除、漸除漸少、漸少漸無、自然可得安眠。

頭為諸陽之首。『摂生要論』曰、冬宜凍脳。又曰、臥不覆首。有作睡帽者放空其頂、即凍脳之意。腹為五臓之総、故腹本喜暖、老人下元虚弱、更宜加意暖之、辦兜肚、将蘄艾槌軟鋪匀、蒙以糸綿、細針密行、勿令散乱成塊、夜臥必需、居常亦不可軽脱。

『老老恒言・慎薬』

老年偶患微疾、加意調停飲食、就食物中之当病者食之。食亦宜少、使腹常空虚、則経絡易於転運、元気漸復、微邪自退、乃第一要訣。

病有必欲服薬者、和平之品甚多、尽可施治。俗見以為気血衰弱、攻与補皆必用人参。愚謂人参不過薬中一味耳、非得之則生、弗得則死者、且未必全利而無害、故可已即已。

『本草』所載薬品、毎曰服之延年、服之長生、不過極言其効而已、以身一試可乎。雖扶衰補弱、固薬之能事、故有謂治已病、不若治未病。愚謂以方薬治未病、不若以起居飲食調摂於未病。

術家有延年丹薬之方、最易惑人。服之不但無験、必得暴疾。其薬大抵鍛煉金石、故峻厲弥甚。『列子』曰、稟生受形、既有制之者矣、薬石其如汝乎。或有以長生之説問程子、程子曰、譬如一炉火、置之風中則易過、置之密室則難過。故知人但可以久生、而不能長生。老年人惟当謹守燼余、勿置之風中可耳。

著者紹介

孫　中堂（ソン・ジョンタン）天津中医薬大学教授。中国中医薬学会医古文研究会理事。中華医学会医史学会委員。著書に『漢方内科史略』『本草綱目通釈』『李時珍』『漢方男子科証治類萃』『漢方内科名著集成』『外台秘要方』など。

よくわかる漢方医学と養生　　**定価 2980 円+税**

2021 年 2 月 1 日　初版第 1 刷発行

著　　者　孫中堂　鄧婷
訳　　者　原田次郎
監　　訳　駱鴻
発 行 者　劉偉
発 行 所　グローバル科学文化出版株式会社
〒 140-0001 東京都品川区北品川 1-9-7 トップルーム品川 1015 号
印刷・製本　モリモト印刷株式会社

ISBN 978-4-86516-062-8　C0047